中医

10000个为什么

第七集

曾培杰 ◎ 著
朗照清度 ◎ 整理

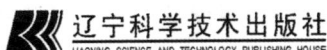

图书在版编目（CIP）数据

中医10000个为什么. 第七集 / 曾培杰著. -- 沈阳 :辽宁科学技术出版社, 2021.1
 ISBN 978-7-5591-1665-9

Ⅰ. ①中… Ⅱ. ①曾… Ⅲ. ①中国医药学—问题解答 Ⅳ. ①R2-44

中国版本图书馆CIP数据核字（2020）第127137号

版权所有　侵权必究

出版发行：辽宁科学技术出版社
　　　　　北京拂石医典图书有限公司
地　　址：北京海淀区车公庄西路华通大厦B座15层
联系电话：010-57262361/024-23284376
E - m a i l：fushimedbook@163.com
印 刷 者：河北环京美印刷有限公司
经 销 者：各地新华书店

幅面尺寸：145mm×210mm
字　　数：260千字　　　　　印　　张：10
出版时间：2021年1月第1版　印刷时间：2021年1月第1次印刷

责任编辑：李俊卿　　　　　责任校对：梁晓洁
封面设计：君和传媒　　　　封面制作：王东坡
版式设计：天地鹏博　　　　责任印制：丁　艾

如有质量问题，请速与印务部联系　　联系电话：010-57262361

定　　价：60.00元

前 言

万病从根治。
求医不如求己。
管住嘴,迈开腿。
中医是人生最大的保险。
一息阳气一息命,一息寒气一息病。
人以外在金钱为宝,我以内在精气神为宝。
中医的最高境界是养生,养生的最高境界是养心。
……
……

从这些满满的智慧之言,可以看出中医的伟大之处,它是从根本上看问题,解决问题的。

中医文化是人类智慧的结晶,是古人留给我们的巨大精神财富。因为中医的存在,使我们对疾病不再恐惧,对健康充满信心。

不管是从防病,还是从治病,养生上,中医都走在医学的前沿,数千年来为人类的生命健康保驾护航,发挥着巨大的作用。

因为近几十年来科技突飞猛进的发展,人类的生活发生着翻天覆地的变化,人身体的自我调节远远跟不上发展的脚步,导致身体心理上的疾病越来越多,越来越复杂,乃至于现代医学的发展也跟不上疾病发展的脚步，使得很多疾病得不到很好的治疗。

中医作为传承数千年的医学，在现代社会仍然有着它不可替代的独特优势，那就是它总是以维持人体的阴阳气血平衡为基准，通过针灸、导引、吐纳、按摩、刮痧、食疗、中药等手段，来恢复人体正常的生命运行状态，从这根上入手，以不变应万变，往往能起到不治而治，不药而愈的效果。

而这些智慧，就在中医的经典，以及各种典籍当中。

可以毫不夸张地说，要从根源上解决现代层出不穷的疾病问题，就必须回到古代的中医典籍，特别是《黄帝内经》中去寻找答案。

曾师说，学习《黄帝内经》，学习前与学习后，还是手机放不下，熬夜，暴饮暴食，身体疾病不断，对欲望无法自制的话，这只能说明他只是学到却未能做到。

学中医，却不能依教奉行，不能学到一句、吃透一句、做到一句，这样只能是学者，而不是行者，只有学修并济，知行合一，才能真正步入中医之门，成为一个合格的中医人。

曾师说，我们唠叨来唠叨去，翻来覆去讲个数十年，也基本上跳脱不出《黄帝内经》开篇"上古天真论"中"饮食有节，起居有常，不妄作劳，恬淡虚无，精神内守"这几个字。

所以不管是医者，还是普通读者，我们一定要老老实实、本本分分地去落实这些经句言教。

我们不要只是知道，却知而不行、言而不做，这样是得不到真实利益的，最后反而谤说中医不行，中医落后，那真是误人误己，令人深感遗憾惋惜啊！

目 录

1. 月经不调 …………………………………… 001
2. 直肠癌肝转移且有腹水的治疗 …………… 002
3. 人工流产恢复元气的要点 ………………… 003
4. 脚汗臭味太大怎么办？ …………………… 004
5. 口唇干，四周红，易口渴，怎么办？ …… 005
6. 通草和通天草的区别是什么？ …………… 006
7. 《韦氏月录》中关于赤小豆的说法有科学道理吗？ …… 007
8. 喘息性支气管炎的调理方法 ……………… 008
9. 牙齿美白的中医偏方 ……………………… 009
10. 乳房胀痛如何调理？ ……………………… 010
11. 肚子总是胀气，肚子凉，怎么办？ ……… 011
12. 食管癌中医能治吗？ ……………………… 013
13. 总忍不住想哭怎么办？ …………………… 014
14. 老年性膀胱炎的用药 ……………………… 014
15. 湿热，苔腻，有齿痕，中医如何治疗？ … 016
16. 剖宫产后身体酸痛，奶水不足，怎么办？ … 017
17. 双脚褪皮、脚心发痒怎么办？ …………… 018
18. 脚踝浮肿如何治疗？ ……………………… 019
19. 关于自学中医启蒙书籍介绍 ……………… 021
20. 月经初期，经量少，淋漓不尽及治法 …… 022

21. 突然开始大量脱发及治法 …………………………………… 023
22. 上唇长白色米粒状物及治法 ………………………………… 024
23. 三七丹参粉 ……………………………………………………… 025
24. 巨结肠术后持续腹泻及调理方法 …………………………… 026
25. 左侧鼻塞及治法 ………………………………………………… 027
26. 再生障碍性贫血及治法 ……………………………………… 028
27. 长期失眠及治法 ………………………………………………… 029
28. 眼白睛处有黑斑点及治法 …………………………………… 031
29. 孩子经常发热怎么办？ ……………………………………… 031
30. 只吃素食的妈妈坐月子怎么办？ …………………………… 032
31. 关于师承中医的建议 ………………………………………… 034
32. 长痘痘和粉刺怎么治？ ……………………………………… 035
33. 导气汤中为什么会用川楝子？ ……………………………… 036
34. 早起听到响声就会头晕，怎么回事？ ……………………… 037
35. 孩子总出汗怎么办？ ………………………………………… 038
36. 脑梗死后遗症及治法 ………………………………………… 038
37. 关于梦话，梦中打架是怎么回事？ ………………………… 040
38. 脂溢性皮炎 ……………………………………………………… 041
39. 中医的五脏对应 ………………………………………………… 042
40. 小孩胃口不好的调治 ………………………………………… 044
41. 孩子总是流鼻涕、出汗、腹泻，怎么办？ ………………… 045
42. 关于一天喝八杯水 ……………………………………………… 046
43. 怀孕后脾胃虚弱及治法 ……………………………………… 048
44. 从行住坐卧看现代病：架势不对，永远难修成正果 …… 049
45. 为什么山民能够席地而睡：为大家解密睡好觉的
    诀窍 …………………………………………………………… 051
46. 脾胃寒湿会导致胸闷吗？ …………………………………… 054

47. 手足口病，降金生水 ·· 055
48. 长痱子怎么办? ·· 056
49. 力气从哪里练出来：劳动的三要诀，缓慢，积极，
    尽力付出 ·· 058
50. 腰膝酸重、低血糖及治法 ···································· 060
51. 睡觉盗汗、遗精 ··· 061
52. 坐卧以端正为尊贵，最尊贵端正的坐法就是双跏趺
    （双盘） ·· 062
53. 便秘及治法 ··· 064
54. 胎位低怎么办? ·· 065
55. 什么是暴食症? ·· 065
56. 前额重怎么办? ·· 066
57. 脸色不好，怎么回事? ··· 068
58. 孩子口腔溃疡反复发作，怎么回事? ······················ 069
59. 急性尿道炎 ··· 070
60. 输卵管不通怎么办? ·· 071
61. 如何学习汤方 ·· 072
62. 孩子皮肤不好，长得像蛇皮，怎么调理? ················ 073
63. 孩子晚上睡觉觉得膝盖不舒服，怎么回事? ············· 074
64. 脑梗死后偏瘫及治法 ··· 075
65. 关于运动与疾病调养的关系 ·································· 076
66. 尺脉弦长、嘴唇发紫、牙齿麻木、子宫脱垂、大小肾等，
    是怎么回事? ··· 081
67. 小儿积食发热 ·· 083
68. 孩子总喜欢眨眼睛怎么办? ··································· 085
69. 关于脏腑别通理论 ··· 088
70. 春天和夏天倒苗的草药有哪些? ····························· 089

71. 大船搁浅的启示：身体的包块积聚垃圾如何清走 ……090
72. 怎么走路不会脚跟痛？………………………………093
73. 弱听或声音嘶哑是怎么回事？………………………095
74. 掉头发，嗜睡，夏天时的痒疹………………………099
75. 牙齿变黄、牙根脓包、口热、牙龈出血……………102
76. 治湿五法：撬开疑难怪病的核心，打通顽症奇症的
    关键……………………………………………………103
77. 紫外线过敏，寒痰体质，怎么保养？………………111
78. 关于饮食营养及破解疾病密码的钥匙………………114
79. 肾气先天不足，生气耳朵长肿块，气血包块等，如何
    调节生活方式？………………………………………120
80. 消除青春痘、火气上炎………………………………122
81. 神经性耳弱听、舌色偏暗等…………………………126
82. 眼皮肿胀，口腔溃疡，带状疱疹，带下臭秽………130
83. 关于孩子脾胃不好……………………………………135
84. 关于劳损久不愈、便秘及手淫………………………137
85. 关于肾虚、眼睛肿、糖尿病脚溃烂…………………146
86. 关于产前产后浮肿、肾结石、失眠等………………151
87. 梅核气的治法…………………………………………156
88. 睡觉说梦话是否与心神不定有关？…………………157
89. 孩子睡觉呼吸声大是什么原因？……………………157
90. 全身瘙痒怎么办？……………………………………162
91. 眼睛红肿发痒的治法…………………………………164
92. 夏天吃什么能除体内湿气？…………………………165
93. 腿遇阴雨天寒凉怎么办？……………………………166
94. 过敏性鼻炎的中医治法………………………………168
95. 夜尿多的治法…………………………………………168

96.减肥要靠运动出汗	169
97.乳腺增生与情志有关	170
98.小孩睡觉出汗,易咳痰,怎么办?	173
99.坐月子又偏素食怎么办?	174
100.小孩经常流清鼻涕、咳嗽怎么办?	175
101.尿频、尿急、尿无力的治法	176
102.顽固偏头痛的治法	178
103.如何强健脾胃?	179
104.唇炎的治法	181
105.小脑萎缩、颈椎病的治法	182
106.痰湿体质如何调理?	182
107.孩子积食发热、老人血糖高、睡眠不好的调理方法	185
108.心宽才能体胖	189
109.孩子容易出虚汗怎么办?	191
110.总崴脚是什么原因?	191
111.牙龈萎缩的治法	193
112.膝关节炎的治法	194
113.脾虚久咳的治法	197
114.乳腺小叶增生、酒渣鼻、脚底湿气,运动推陈出新是妙招	200
115.沐浴阳光,补益火气	201
116.积滞火气如何消?	205
117.运动五诀治三高	208
118.膝盖痛,总崴脚,怎么办?	214
119.月经不调,总冒痘痘,怎么办?	216
120.老人口重怎么办?	217
121.久行伤筋与几十公里穿越是否矛盾?	218

第七集

122. 女孩子嘴边汗毛重怎么治? ……………………………… 220
123. 孩子沉迷于玩电脑和手机怎么办? …………………… 220
124. 手术后如何加快伤口愈合? …………………………… 223
125. 白发转黑，落发重生之秘 ……………………………… 224
126. 迈开腿，百病退 ………………………………………… 232
127. 脾胃主四肢，手指肿胀与胃痛相关联 ………………… 240
128. 咽干咳嗽的治法 ………………………………………… 240
129. 如何让孩子身体强壮、聪明伶俐? …………………… 241
130. 孩子感冒咳嗽一直不好怎么办? ……………………… 242
131. 孩子总眨眼是风动之象 ………………………………… 243
132. 胱肠不通，火气上冲，怎么办? ……………………… 243
133. 中医降糖之方 …………………………………………… 244
134. 三分饥与寒是自然界的健康规律 ……………………… 245
135. 心肌梗死怎么办? ……………………………………… 246
136. 包块积聚是肺活量减退的结果 ………………………… 247
137. 养孩子要三分饥与寒 …………………………………… 249
138. 由里到外推陈出新治眼疾 ……………………………… 249
139. 老年人的身体调养 ……………………………………… 250
140. 结石体质如何改变? …………………………………… 251
141. 孩子贪嘴怎么办? ……………………………………… 252
142. 头上的问题要靠脚下来解决 …………………………… 253
143. 熬夜伤身体怎么办? …………………………………… 254
144. 补虚强壮人参草（店空虎） …………………………… 255
145. 狗脚迹（苍耳子）治疗严重肠炎 ……………………… 257
146. 鸡屎藤解毒消积有神效 ………………………………… 258
147. 能穿透血脑屏障的单片牙 ……………………………… 259
148. 退热奇药崩大碗 ………………………………………… 261

149. 癌症患者的福音——白花蛇舌草 ················· 264
150. 善于修复溃疡面的梅肉草 ····················· 267
151. 旱莲草——草药世界里头的强壮止血药 ············· 269
152. 慢性支气管炎寒咳的克星——鲫鱼茶 ·············· 271
153. 中医的消炎药——三桠苦 ······················ 273
154. 专治寒胃痛的紫苏 ·························· 274
155. 金不换——拿黄金也不换给你的草药 ··············· 276
156. 极品凉茶——葫芦茶 ························ 277
157. 扼住疾病的咽喉——呼吸五药 ·················· 279
158. 扼住疾病的咽喉——消化五药 ·················· 282
159. 山林病狗转健试验：《黄帝内经》的天人合一观如
    何落实 ································· 286
160. 保和丸的用法 ···························· 292
161. 频繁遗精怎么办？ ·························· 293
162. 坐骨神经痛、骨质增生如何调理？ ··············· 295
163. 治病症需治根源 ··························· 298
164. 除臭三招，开肺降胃通胱肠 ··················· 302
后记 ······································ 307

1 月经不调

问：月经不调要怎么做才可以改善？气血不足的人要怎么调理？

答：女子以肝为先天，调经在肝，厥阴不治，求之阳明，肝的后力之源乃胃肠，也就是说肝主的情志疏调，与胃肠主的消化吸收，调到木疏土，避免木克土胃发堵，自然经调顺畅！月经不调有多种情况，气血亏虚，月经量少，脉细弱，容易头晕气短，困倦乏力。这时需要在月经干净后服用八珍汤或补中益气丸、人参养荣丸，令脾胃生化气血有源。造化气血无后顾之忧，月经自调。

但凡虚弱之人，脾胃都不太好，严格遵守养胃五点，保脾十条。同时观看饮食之道，身体会改善得很好。

思多气血伤，戒思气血壮，气血弱的人执行能力一般都会降低。现在不少人懂得将养胃五点挂在嘴上，写在餐桌旁，但这还不够，古人讲，念佛不在嘴，参禅不在腿。知门落地为行门，才有力量。

"中医这些道理懂得叫知识，点滴做得就叫健康"。气血不足者饮食要软、暖、缓，这些文字平淡至极，如果仅是听听，像吹面的风一样，是很难有实际效果的。

希望大家把上一段话记下来,用于利他,不能水过鸭背。

没有利他,知识没法得到最大转化;没有利他,潜能难以得到最大开发。成为养胃五点的受用者,不如成为养胃五点的传播者。

这两者能量上有天壤之别。

一个只希望成为被帮助的人,却没有发自内心想要帮助别人的人,很难真正脱离困境,这也是圣贤原则里最重要的一条。我们看脾胃就知道,它每分每秒都没有停止过向五脏六腑输送气血津液。同时脾胃蠕动是缓慢的,如蜗牛行步。

所以一个利他的人,又缓和从容,在根源上跟脾胃性德是相合的,他的气血也像泉涌那样不绝。

2 直肠癌肝转移且有腹水的治疗

问: 请问老师直肠癌转移肝部,有腹水,怎么治疗?

答: 这叫土虚木郁,肝怕怒,肠怕愁(愁肠百结),发愁发怒,皆伤肝损肠。凡是越重的疾病,越要认真对待,医院的治疗配上养生养心方面的修炼,才会有更理想的效果。

现在治疗癌瘤有各种手段,而人们对于内在的修心却不太看重,严重低估了心量扩大在身体康复过程中的巨大作用。

我们曾经研究过什么样的人能够终其天年,什么样的心态能够使生命更长久。《吕氏春秋》讲,"天无私覆,地无私载,日月无私照,四时无私行"。不息身乃健,无私心自宽。

这些天地能长久的事情,在《道德经》上讲,他们都有共同的特点,就是"无私"两个字。人如果只想到自己,生活中处处都容易生气，心胸会变得很狭窄。

在私欲的狭窄空间里，即使是绿豆大的小问题，也会像癌症扩散那样，变得难以消去。所以俗话讲得好，君子量大，小人气大。君子坦荡荡，小人常戚戚！常戚戚即发怒发愁。

气量大小是决定君子和小人的关键，也是康复能否顺利的要点。所以有很多奇难怪病都容易发生在脾气大、爱计较、心眼小的人身上。人的修养就一句话：量周沙界，心包太虚！

所以，问题不在于疾病本身而在于我们的心量，量大能容能化，量小容不了，也化不了。

所以面对疾病时关键在我们的见地，可怕的不是癌症，是我们对癌症的看法，病在观念，所谓的癌细胞都是不良的观念和不良的生活习惯在身体内长期投影的结果。

3 人工流产恢复元气的要点

问：老师您好！能讲一下人工流产后女性方面的知识吗？我爱人她平时身体偏瘦，胃口不好，难入睡，易醒，月经量少，经期还算正常。

答：恐伤肾，元气起于肾，担忧害怕令人腿软手抖，元气大打折扣。元又通原，点按身体原穴，有利于元气振奋。睡眠是人体免疫力的第一道防线，大多数人身体状态不好是从睡眠质量差开始的，而身体状态好起来也是从睡眠质量提高开始的。所以用药有个捷径，就是想法设法让患者睡好觉。一觉闲眠百病消。

流产，小产或产后，药补不如食补，食补不如睡补。但睡个沉觉就不是早早上床就能达到的，它需要注意三点。

第一，晚食不可饱。

第二，劳动不可少。

第三，电子产品如手机、电脑等在晚间要少用。

这三点是快速恢复气血的前提。

有这三点为基础，产后再服用一些普通的生化汤，八珍汤也能达到迅速恢复气血的效果。

同时，肾不好的人要慎药，可选用穴位艾灸或点按，如关元固气，足三里生中气，太溪起肾精气，劳宫安神气。

脚汗臭味太大怎么办？

问：老师您好！我想问个问题。夏天一到，我们科室的小伙子脚臭得厉害，我们也深受其害。他试过很多治疗方法，也很苦恼。我建议他用中医药方法调理。我想脚臭不仅仅是脚的原因，但具体又说不出什么。

答：心忧愁怨怒，肠胃会翻江倒海，四肢与口腔就会浊阴不降臭浊无比。脚臭一般可以用些芳香化浊的中药，如艾叶、藿香、川椒等内服加泡脚。有一个民工脚臭到没人愿意跟他同宿舍，他也因此很苦恼，用了很多药都效果不佳，也问我们有什么好方法。

我们见他口臭，舌苔黄腻，就知道他湿浊下注。给他开方甘露消毒丹加大黄，告诉他喝完后还要用药渣煎水泡脚，并建议他下午到砂石路上赤脚走半小时，少吃葱、蒜、蛋、奶，一周左右，他的脚就不怎么臭了。

可见，不是之前的医生用的药不灵，而是医生没有巧妙地引导患者，用一些方法，管住嘴，迈开腿，祛除疾病。

管住嘴，肉吃少了，血液清净，臭浊的来源减少。

迈开腿，臭浊的去路被打开，这样身体不就越来越清净了？

大黄为药中猛将，既可以通大肠，也可以将炽盛的淫欲从大肠排出。这样就可以达到《正法住念经》上讲的，肠胃清净则心清净，心清净则颜面身体清净，颜面身体清净则令众人欢喜。

少思寡欲，身心清静，得失从缘，心无增减。

所以说，少吃荤，多吃素，阳光底下常散步，身心清净了，自然少疾苦。

5　口唇干，四周红，易口渴，怎么办？

问：我有长期唇风，嘴唇四周红，口易干渴，如何根治？

答：中医认为脾开窍于口，脾又主肌肉，当脾运化功能不好时，嘴巴、四肢是得不到足够气血津液的。

这样精枯则燥，物燥则起火，此时中医就会用一些中药如苍术、茯苓、山药让脾胃运动起来，使水液蒸腾上去，如苍术能散脾精。

古籍上说燥脾之要运之，水液上升则不渴。《黄帝内经》也讲，脾病则九窍不利。嘴巴为什么会干？这是因为脾脏这口井没有力量打上来。山药补脾经，并补脾阴。苍术像水车那样把津液运送到口腔七窍上去，所以服用苍术来运脾，不可以懒动久坐，思虑过多，身体也要配合多劳作。人体勤劳于形，百病不能成！

津液像出汗那样蒸腾到嘴巴上去，那么你喝白开水也能降火，也能润喉。《内经》形容这种阴随阳升的美妙状态，上焦开发，宣五谷味，熏肤充身泽毛，若雾露之溉，这多么舒调。

6 通草和通天草的区别是什么？

问题1：请问老师，通草与通天草的区别是什么呢？
问题2：严重脾湿如何解决？

答：通草是通脱木的茎髓，色白，善走三焦，通利水道，淡而无味，能淡渗利湿。

古人有淡味入腑通筋骨的说法。所以服用通草保持经脉通畅的同时，要保持饮食清淡，尤其是现代人很多口味重，不是咸辣油腻就不下口。

中医认为脾胃不喜欢油腻，一油腻就运化不利，不是长小肚子就是面目流油，不是腿脚乏力就是头晕疲倦，困重。这也是脾湿重的表现。

一个人既懒惰又不爱运动而又想身体好，那么你只有吃素、吃七分饱而且少油少盐，远离零食。

而通天草是马蹄的梗茎，马蹄就是常说的荸荠，它长在水田里，所谓凉利之药生湿地。

通天草能够利湿通窍，是夏天尿黄、口干渴、湿重的妙药。

南方人大都生在低湿之处，大都湿重。

有些民间老中医都知道夏天煲些汤茶来除湿，提高身体排湿功能，而那些智者更懂得勤习劳苦，血脉流通，通过排汗，湿气自出。还有戒思虑，思伤脾，人纠结，湿难去。一分纠结，一分水湿。

大家看这些在水湿地旁生长的草木，如果不在水湿环境里顽强生长，它们很快就会被水湿腐蚀。所以，水湿边生长的草药都有个特点，生长迅速，比较空通，密度不高，如鸭舌草、浮萍、空心菜、芦根。

人也应该向药草学习，保持谦虚的态度，使脉道通畅，同时想要身体通透就要运动不止，向上向善，这叫升阳除湿，一个积极乐观的人，气血灵通，水湿流布，转为津液，为我所用。

7 《韦氏月录》中关于赤小豆的说法有科学道理吗？

问：《韦氏月录》中说："七月七日，取赤小豆，男吞一七粒，女吞二七粒，令人毕岁无病。"这种说法有科学道理吗？

答：任何一个法都有表层、内层和密层的意义。

赤小豆乃心之豆，赤小豆能补心利湿，心脏是五脏六腑大主，心脏强大五脏都有力量，这是表层意。

在夏天最热时服用赤小豆正好，顺着节令之气养生，吃应季的东西，叫食其时，百骸理。我们为什么要讲二十四节气养生呢？人如果顺着节气去活动、去养生，就像顺风而行，顺水坐船，会少很多麻烦事，会多很多喜悦开心，这是内层意。

然后是密层意，就是提醒我们服用赤小豆要有赤子之心，要像太阳那样把光和热源源不断地布施出去。

像出汗那样不要有任何保留，干起活来不留力，帮起人来不吝啬，那么心脏就会处于最佳的状态。真正好心灵的状态标准是缓慢而又精进，放松而警觉，全力以赴而又毫不紧张。孔夫子称这修养为七十从心所欲而不逾矩。

8 喘息性支气管炎的调理方法

问：老师好，我孩子患有喘息性支气管炎，最近频发，有什么方法能调理吗？

答：支气管的问题从中医角度讲是肺主魄的问题，初病应通宣理肺，如杏苏二陈汤、麻黄汤；久病应健运脾胃，如四君子汤加桔梗甘草汤。孩子若魄力不够，容易发生过敏性喘咳，甚至出现各种疑难病。

在《活法》这本书中讲到，不怕疾病的人没事，厌恶逃避反而得病。

稻盛和夫的叔叔得了肺结核，他非常怕被感染，每当经过叔叔房间时，总是捏着鼻子飞速跑过。

而稻盛和夫的父亲和哥哥坦然处之，还在叔叔身边护理，精心照顾，结果父亲跟哥哥什么事都没有，稻盛和夫却感染上了。这真叫怕什么来什么。

后来他经过反思得到这样一条结论，一颗胆怯企图逃避的心，这是脆弱的心，最终会招来疾病。中医叫恐伤肾，怕伤肺，人一怕，脸色煞白，呼吸无力。

在我们心中有吸引灾难的磁石，生病是因为你对疾病怯弱了，这点在《黄帝内经》上早就提到了，"勇者气行则已，怯者着而为病也"。

也就是说，没有勇敢的心，你的抵抗力会严重降低。后来稻盛和夫通过反省自己，发誓今后必须努力做好事，勇敢果断起来，病就慢慢好起来了。

可见端正一种心态就是端正一种行为，改变一种活法就是改变一种身体状态。

9 牙齿美白的中医偏方

问：请问老师，有没有可使牙齿变白的中医偏方？我的牙齿是四环素牙，据说是没药救的。

答：人的高贵，不是他的血统出身而是他的行为品德。要把自信建立在闻思修善法上。不满和自卑是灾病的源头，在源头上堵住疾病、烦恼和痛苦是上医的作为。

在《塔木德经》上记载了这样一个故事，有位公主她看到一个拉比，相貌很丑陋，就瞧不起他。所谓拉比就是犹太民族的神职人员，他们大都拥有渊博的知识。

拉比对公主的无礼并不在意，反而微笑地跟公主说，公主啊，皇宫里最好的美酒是用什么容器装的呢？

公主觉得拉比问的问题太幼稚了，不屑地答道，当然是普通的酒坛子啦。

拉比笑着说，这么好的美酒，如何不用黄金器皿来装呢？

如此才更能彰显出美酒跟公主的高贵。

公主听了高兴地照办了，没几天国王请客用酒，发现酒味不对，且变味了。

一追查才发现是公主把酒装在黄金器皿里了，酒变味了，所以勃然大怒，并责罚了公主。

公主带着一肚子的委屈，跑去质问拉比，为何要骗她？

拉比微笑着说，珍贵的东西往往都是收藏在普通的罐子里，所有以貌取人的人都没有明白这个道理。

可见外在的相貌跟内在的智慧你觉得哪样最受欢迎呢？

如果追求方向错了，你会在烦恼跟痛苦中过日子。

今天牙齿不够好，明天鼻子不够高，后天要整双眼皮，一味追求貌美，永不满足。

我们要看的是容器里要装的是什么东西，而不是这个容器。

在经典上讲，相好庄严，从礼敬中来，智慧从改过中来，这都是教我们酝酿智慧美酒的方法。

10 乳房胀痛如何调理？

问：老师你好，我想问问乳房胀痛吃什么药好？

答：于人无争气血畅，于世无求精神爽。中医认为气滞则胀满，血瘀则刺痛。气滞胀满用逍遥散或柴胡疏肝散；血瘀刺痛用金铃子散或失笑散。

逍遥散和柴胡疏肝散闻其名就知其用，方如其名，不管是胁胀头痛还是胸闷痛经或少腹胀满，皆可用之。

而金铃子散和失笑散听其名字,也能知道它的功用,人在病痛时要发出银铃般的笑声是很难的,服用这两个汤方后,能把气滞血瘀解开。这样气顺血达,不经意间微笑就露出来了,笑声如铃铛。

不管怎样要记住,人身在世,不要有太多感性的烦恼,这是很有道理的话,却很难做到。我们看生病的人,绝大多数都是让恐惧支配了自己的情绪,让愤怒左右了自己的身体。人为何会有这些莫名其妙的情绪呢?有求皆苦。

一个人活在过去就会懊悔,活在未来就容易焦虑,活在当下并全力以赴地做好每一件事,反而郁闷的事少了。

11 肚子总是胀气,肚子凉,怎么办?

问:老师您好!想请教一下,肚子总是胀气是什么原因呢?男的吃点东西就发胀,女的除胀气外还特别容易引起便秘,肚子凉,怎么办?

答:肚胀中医叫木克土,胀者气滞,肚腹者脾胃也,少思少怒木疏土,多思多怒木克土。多动情绪,消化不利。《内经》叫心安不惧,形劳不倦,气从以顺,各从其欲,皆得所愿。哪会胀堵烦闷!

中医认为脾主大腹,中药学上又讲胸满用枳壳,腹满用厚朴。肚腹大腹皮,腰背杜仲皮,一般吃东西不消化,肚腹胀用平胃散加大腹皮,放几个屁就好了。

而有些人久胀成虚,疲倦乏力,就不仅要行气,还要补虚,用三补七消法,这就是张仲景在《伤寒论》里设计厚朴生姜半夏甘草人参汤治虚胀的道理。

常规而言，中满是不吃甘的，中焦满胀一般不适合用甘草和人参，但虚胀脉力不够的反而需要它们。

有个词语叫心腹，有个叫热心肠，还有个叫愁肠百结，古人造这些词语不是凭空设想的，是完全内证体验过的。

心中有消化不良的事情，肚腹就有消化不了的食物，这就是心腹。

心中思虑用的是消化系统的能量，所以思虑过度，很会打算盘的人，手掌的乱纹比较多，消化也不太好。所以要心腹好，有一句话，"少动心脑，多动手脚"。

肚子凉怎么办？要热心肠啊，待人热情，叫热心肠。

一个热心的人，肠胃一般不会差到哪里去。

一个助人为乐的人，叫乐一乐，天堂坐一坐，没心态助人的人，叫忧一忧，地狱游一游。

有句话叫乐开怀，行利他之事乐开怀。

又叫为善最乐。

人这一辈子没有养成利他的思维是很吃亏的。

因为凡事从自己出发就很容易情绪波动，而从大众利益出发，则情绪波动就少了。

人一动情绪，叫翻江倒海。《黄帝内经》中十二经为江，胃肠为海，翻江倒海，胃肠能好吗？

这情绪一动肠胃就不好，不是愁肠百结，就是便秘泄泻，所以牢记这句健康教言吧。

木克土，胃发堵。

饮食不化，就胀肚。

再好营养，变毒素。

愁眉不展，多病苦。

12 食管癌中医能治吗？

问：老师您好，我爸爸的食管癌中医能治吗？

答：食管在上，怒则气上，易怒，又食饮不节，食管受罪。大家都听过各种癌症，如肝癌、肺癌、胃癌、乳腺癌、食管癌等，这些还都是在癌症谱上排前列的。

可为何没有心脏癌、肌肉癌呢？

心脏主动，肌肉主力，大凡动力充足的地方，阳化气的力量很足，阴成形的包块就待不住，明白这个道理对我们防癌治癌有重要意义。

像心脏那样阳光，像肌肉那样有力量吧！

人之所以会生病，不论大病小病，有两个最常见原因。

第一是心态不够阳光，第二是肌肉不够力量。

所以一个健康的人，他都有一个健康的心态，同时有一个勤习劳苦的习惯。

身体极像镰刀锄头一样，你不练它就生锈。

这叫刀不磨不亮，人不练不壮。

这时要用三七养生法：

日行七千步（运动养生）

夜睡七小时（睡眠养生）

饭到七分饱（饮食养生）

13 总忍不住想哭怎么办？

问：请问老师，总忍不住想哭是怎么回事？

答：少力为劣，林黛玉手弱无力，易悲！《黄帝内经》讲，悲则气消，一个人胸中气不够，就会沮丧，哀声叹气。花儿总是在能量最足的时候绽放，身体也应该是在能量足的时候脸能露出微笑。

如何令膻中气足起来，能够喜乐起来？有两个办法：一是少想自己，多想想他人，每天做几件利他的事，这叫长善，也叫助人为乐。二是做锄头活，把掌中磨出血疱，把心中郁气解出来。中医认为掌中与劳宫相通，劳宫劳宫习劳的宫殿，通过摩擦手掌能够打开我们粘连闭郁的心胸。

明白这个道理，大家干起活来都是不留力的，郁闷就像出汗那样快速跑掉。精神越用越出，智慧越苦越明。

这时悲伤气消沮丧，可用桂枝汤，因其是布施汤，能量方。如果你觉得后劲不足，可用桂枝加党参、黄芪将气力提升起来，再干些活，力量愈用愈出。

总之，不怕苦，苦一阵子，怕苦苦一辈子。

14 老年性膀胱炎的用药

问：请问老师，老年性膀胱炎如何用药？

答：膀胱者，脊背两旁，脏腑积水，皆可从此流出清光，故利膀胱则五脏清爽，膀胱炎则通身难安。

急性膀胱炎一般用清热利尿降气法。中医认为阳随阴降，尿道通畅会带走大量的阳火炎症，常用的药草有车前草、石韦、薏仁、滑石和枇杷叶。

有人奇怪，为何要用枇杷叶？枇杷叶是用来治肺咳嗽的，怎么会拿来治膀胱炎症呢？

原来《黄帝内经》讲，肺与膀胱相别通，肺为水之上源，膀胱为水之下源，肺气肃降如天布雨，江河湖海莫不流通而顺行。

尤其是右寸肺脉亢盛的人，喜欢吃辛辣、煎炸食物或脾气大，尤同天干物燥。这时用降肺的枇杷叶显得尤为重要。

而很多中老年人的尿道炎和膀胱炎大都是慢性的。引起慢性炎症的主要原因是体内气虚，正气不够，这时补气扶正更有利于康复。

例如，用黄芪配合薏仁、赤小豆煲汤来喝，膀胱有力，炎症就待不下去了。

有人就奇怪黄芪并没有消炎独到的利尿功用，为何用后排尿畅顺了呢？

这就不是在器质方面上看黄芪，而是在能量上面看黄芪，能量上去了，身体排浊功能会大为增加。所以《黄帝内经》讲，人脾胃不好，大小便都会无力，七窍也会丧失灵敏，这时不要被九窍病象迷惑，直接治脾胃往往有意想不到的效果。

所以，我们常用补中益气汤治疗多种慢性炎症，效果不错。

15 湿热，苔腻，有齿痕，中医如何治疗？

问：老师，前天让中医给我把脉她说我是湿热，苔腻，有齿痕，并且鼻子一直出热气，并且还有口气，食欲不振，吃完饭后有时呕吐，打嗝，怎么治疗？有没有药效好且便宜的中药治疗呢？

答：湿热源于脾胃不调，脾胃不调源于饮食不节，思虑过度。一分懒，生一分湿，一分燥，生一分火。人的习气，非燥即懒，故易湿火即湿热。

饮食不节身体会留湿，思虑过度会化燥生火，湿火相搏，所以常用三仁汤或甘露消毒饮。

清上焦热火，畅中焦食积，渗下焦湿毒，如果还嫌吃药费事的话，直接用食疗。

现在很多人误解了食疗，以为食疗就是要吃一些补品来调一调。

不知道不应吃些什么东西，更是食疗的高境界。断恶即善。

常有些患者问，大夫，我这身体湿热重，要吃什么呢？

我们笑笑跟他们讲，一个聪明的人应该换一种问法，应该问我这身体不能吃什么。

这是很多民间老阿婆在看中医时都知道这样问的。

疾病以减食为汤药，减掉你不应该吃的，不应该做的，身体就好了。

比如湿气大的人，应少吃鱼、蛋、奶及黏腻的惰性食物。

而火气大的人，应少吃煎炸、肉类、烧烤等燥性食物。

多吃素食等清蒸之类的灵性食物，这样身体通透湿火消。

三祖在《信心铭》上讲，不用求真，唯须息见。

就是说不用刻意寻找什么灵丹妙药，只需要把自己错误的饮食习气调一调。

> 清淡饮食七分饱，
> 心怀感恩慢慢嚼。
> 五谷杂粮有天香，
> 粗茶淡饭莫小瞧。

16 剖宫产后身体酸痛，奶水不足，怎么办？

问：老师您好！我姐31岁，刚生完二胎10天，两胎均是剖宫产。现身体酸痛，奶水不足，想问这种情况如何解决？

答：产后小米胜参汤，这些米汤水、红枣山药粥服后有助中焦吸收。

奶水起源于下焦，补充于中焦，涌出于上焦。

所以睡眠不好，封藏不够，就像冬天，水不够一样。

产后妇人以睡好觉为通乳第一方，睡不好，阴成形的血液乳汁就会减少。

其次中焦脾胃乃气血生化之源，像八珍汤都是助脾胃生化之方，让奶水生化有源。

而最后上焦胸胁需要开阔，一有郁堵，经络管道闭塞，奶水难出，会郁为结块。

这时就要用些王不留行、路路通、通草、丝瓜络等，使闭塞的管道疏通，郁结的气脉解开。

所以产妇要少发无名火，不要有太多感性的烦恼。

愁一愁气脉打个结，怒一怒奶水就有毒，乐一乐，叫乐开怀，奶水自然来。

把握这一思路然后早睡，少看手机、电脑，助下焦封藏。

少吃荤，多吃素，使中焦气血更流畅。

多站在对方立场上想一想，减少许多情绪上的障碍，经络气脉怎么会堵塞？上焦奶水怎么会少来呢？任何使人烦恼的症状都是来提醒我们要提升灵魂，拓宽心胸。

不提升境界，拓宽心胸，就难以将疾病包容。

我们养育孩子，孩子也伴我们成长。

17 双脚褪皮、脚心发痒怎么办？

问：老师您好！请问28岁左右的女生，双脚经常褪皮，脚趾或脚底心发痒，脚底心偶有小水疱，能挤出水来，晚上会磨牙，应该怎么办？

答：这是脾湿重，土不制水，磨炼少导致的。我们适合干什么，身体很有智慧，早给我们提醒了，身体每个反应都是千百万年遗传下来的智慧结晶。

就拿瘙痒来说，你搔一搔，气血通过去，就不痒了，以前没想明白这道理，看不懂老师用方。轻微痒用菖蒲、薄荷，重一点的痒用一些藤类药，如海风藤、忍冬藤，再严重的痒会把蜈蚣、蝎子都请出来。

原来重痒用虫类药强通,普通的痒用藤类药温和地通,轻微痒用毛毛草草微通,让肌表微微发发汗,也就不痒了。

这就是张仲景在《伤寒论》上讲的,以其不得小汗出,身必痒,桂麻各半汤主之。

张仲景称这种为皮郁之痒,开发上焦,通宣理心肺之气,瘙痒随之而愈。

对于那些经常吹空调,吃凉饮,舟车劳顿而身体瘙痒的人来说,用这种温通止痒法,效果较好。

如果你总是心烦,热恼的瘙痒,就要用银翘散加丹参、菖蒲、徐长卿,服用后,热恼消除,瘙痒无,身心清凉睡眠足。

至于为什么会磨牙,是不是她脾胃力量不够啊?脾胃主磨化食物,当胃有些东西磨不化时,它就会通过脾开窍于口,反射性地让嘴巴帮忙磨磨。

这时如果懂得开磨积散,即五积散(一首五积散,房上不喊房下喊),来帮助脾胃来磨化积滞,就不用劳烦嘴巴在那里磨了。

而对于难消化的硬质食物,煎炸、烧烤之物或饱食过度,你的脾胃会没力量来磨。

同时通过太极云手、八卦掌和游龙步,身体像石磨那样磨,脚底板也跟土地磨,通过运动来打磨身体,磨化积滞,像磨牙这种小毛病很快就消失了。

动一动,少生一病痛,懒一懒,多喝药一碗。

18 脚踝浮肿如何治疗?

问:老师您好!我妈妈1周前脚踝出现浮肿,但不痛不痒，按了也能恢复。到医院做检查也没查出什么问题，医生说可能是滑膜炎。想请教一下老师，脚踝浮肿怎么治疗？

答：《黄帝内经》讲，诸湿肿满，皆属于脾，又讲脾主四肢，四肢禀气于脾胃。

众所周知，雨后低洼的水坑容易积水，而人体腰以下也容易受水侵袭。

但如果土气够，用土将低处填平，水湿就不会停留在那里。这叫培土制水。

所以中医用参苓白术散或理中汤，将土气充满，培土制水。

还有些中老年人，心肾动力不够，下肢气血流动变慢，也会累积水湿。

尤其疲劳时水湿加重，这时加一些人参、附子，强大心肾以排水。

同时容易得湿肿的患者，常有思虑伤脾，当断不断，反受其乱。气行则水行，气滞则水停。想不通日久，叫思则气结。百脉不调，血不利，则为水。血气不活，变为水肿。

一个人果决能力减退，就会拖泥带水。

行动力不强，腿脚会生湿沉重。

所以腿沉腿肿提醒身体，干活要麻利些。

拖懒留湿，身体也吃亏啊。

年轻人如果腿脚沉重就是不能知行合一的表现，脑子快得像陀螺，腿脚却步履维艰。思维不断易上火，行为不敏最留湿。想多做少，火湿夹，湿热体质因此成。

19 关于自学中医启蒙书籍介绍

问：老师，我很想学习中医，但不知应从哪里开始，请麻烦介绍一些相关书籍给我。

答：学习学医，应先从理顺人生方向开始，出发点对了，到达目的地是迟早的事情，方向对了，努力才不会白费。不忘初心，方得始终。

《名老中医之路》告诉我们，没有一个医学成就者不是循着圣贤脚步、名医大德故事走出来的。《品读名医》即是好书。

这些《名医传记》不仅仅是汤方药物的灵活使用，更多的是名医们灵魂、志趣、思维方法的结晶。得力全仗古经典，超伦每效名医行。

一个人学习得力，一般是仰仗古经典。

他能够出类拔萃，一般是能够效法明贤名医的行持。

也就是现代所说的向成功人士学习，即模仿行业的顶峰尖端人才行为。

大家可以看我们写的十几本《名医传》，比如李东垣、徐灵胎、叶天士等。这也是写《名医传》的缘起。

当你心比较清静时，拜越多师父向越多名医学习效果会越好。

当你心不够清静时，一心专向一个医生学习，读他的著作五年得定后，心清静，智慧会现前。

这叫定能生慧，又叫静极光通达，静水照大千。

总之，杂以成其大，纯以利其生。不论何种学法，都要守此心法，系统闻思，次第深入，密集薰修。

20 月经初期，经量少，淋漓不尽及治法

问：老师，初潮开始月经不调，现在经量很少，淋漓不尽1个月。怎么治？

答：木有条达疏通之性，一般月经淋漓不尽的情况，在中医属于肝气郁结，思虑过度。俗话说，当断不断，反受其乱，一个人纠结时，则气血是郁住的。如同绳索打死结，又像水龙头管子被折叠了，出水不顺畅，这就是郁结之象。如何化解郁结，这叫能断，想到的事情就积极去做吧，即知即行是灵丹妙药。

人很奇怪，往往陷入逆境病苦之中，看似坏事，你想开了，反而是好事，既然思虑过度不管用，怨天尤人无济于事，为什么不将心态来个一百八十度大转变。

以前是想多做少，现在干脆就不记得事，全力以赴工作和学习。身体很奇怪，当你全力以赴时，你的气血也会非常有秩序地流动，而且强大有力量。治病如理乱丝，用药如解死结。

这时稍微用些逍遥散加七朵凋落的月季花，月经涩滞的现象就化解开来了。月季花又叫月月红，为什么选择凋落的呢？

因为做美容时，要选取花往头面上开的，这叫本乎天者亲上。而花凋谢落地，就有排瘀下行的作用，叫本乎地者亲下。

这点会让一般人难以理解，一朵花竟然还有两种用法。而

智者洞悉其中道理，就会暗中欢喜，这就是脱花煎，像花儿脱落那样把子宫里的败浊瘀血脱落下来。

21 突然开始大量脱发及治法

问：老师，从去年开始我到了夏季会大量地脱发，这是为什么呢？我不经常熬夜的，请问能有什么治疗方法呢？我现在在喝用炒熟的黑豆、黑米和黑芝麻磨成的粉，但依然掉头发，头发相对于小时候少了很多。

答：量如江海，细流兼纳，度似春夏，群物生发！人有头发就像大地，山有草木，草木为何会干枯凋落，一是干旱少水，二是寒凉肃杀，万物凋零。草木逢秋悲寂寥！

所以年轻人火气大，叫火克金，准操心，焦头烂额发生病，心胸郁闷气难行。同时这种人还容易患咽炎、痔疮、便秘，需要滋阴降火。

另一种大多都是年老体寒，草枯发落。或悲伤消极，身体处于秋冬状态，当用小柴胡汤制造一团春气。

这火过度和寒凉过度都是病态，心平气和是药方。

像生化丸里，首乌、黄精、熟地、黑豆、黑芝麻等都是很好的乌须黑发之药，药物很平和。不要以为平和之品就小看它。

就像区区草木灰，可让蔬菜肥，但前提要松土，它才能吸收炼化彻底。

人也要运动锻炼，水谷精微、良药宝丹才能转化彻底，这叫运动补。

现在人不缺营养，缺的是运动锻炼，去炼化营养，这叫脾主运化，才能化为我所用。总之，《菜根谭》讲得最好，疾风骤雨，禽鸟戚戚，霁月光风，草木欣欣，是以天地不可一日无和气，人心不可一日无喜神。

22 上唇长白色米粒状物及治法

问：老师您好！我想请教一下，我的上嘴唇长了很多小米粒大小的白色颗粒，不痛不痒，起初少，慢慢增生变多，这是怎么回事啊？

答：脾有积，发于口。思伤脾，饱滞土。
如果小点偏红是热积，提醒你要早睡，早睡乃熄火第一方。
如果小点偏白，不痛不痒是寒积，提醒你要多运动，运动产热生阳能驱寒。
同时少说让人心寒的话，所有寒凉体质的人都要少说谎话，愈说谎心愈寒。
说一句谎话要用十句谎话去圆满，很耗能量的。
中医讲信实土，大家看凡是忠信之人，脾胃都比较好。
凡出言，信为先的人，一般长相比较端庄。
凡出言，诈与妄的人，一般长相尖嘴猴腮，容易有口疮口臭。
像这种口腔周围有米粒白色之物，色白属寒，脾开窍于口。
用理中汤能温中散寒，能推陈出新。
别忘了，我们还有穴位学问，面口合谷收，点按合谷穴，可以美容，可以治口腔疾患，可助消化！

23 三七丹参粉

问：老师，可否知道治疗摔伤引起的咳嗽药。好像是一种藤类药，还有一种是根类药。知道的话可不可以告诉我一下？

答：络石藤、茜草根，可活血通络、治瘀血咳嗽！藤木中空善治风，一般藤类药有个共性，就是能祛风湿，通经络，治疗跌打损伤。

跌打损伤后引起的咳嗽，主要需要活血化瘀，治疗原发病，瘀不去咳不止。

因为肺朝百脉，百脉若有瘀点，肺就会像钟那样响个不停。

有一个患者，在一场摩托车事故后，夜间两三点总容易咳醒，几个月都没好。

后来服用三七丹参粉，血行气顺，咳嗽消失了，晚上睡觉也安稳了。

可见瘀血虽事小，但在脏腑里没被化掉，脏腑是运行着的。

这叫坐立难安，辗转反侧。所以，三七丹参粉能化瘀止咳，堪称伤科黄金药对，疗伤绝佳二药组合。总之，周身之气通而不滞，血活而不留瘀，气通血活，何患顽疾不愈！藤类药流通气血之功，不独用于伤后咳嗽！

24 巨结肠术后持续腹泻及调理方法

问：小时候做了巨结肠手术，一直断断续续地腹泻了二十多年，近日在中医院诊为脾肾两虚，说是阳虚体质，请问老师有什么方法可调理？

答：久思伤脾，愁肠百结，思加愁，脾土败。当土气不足时，是很难生发万物的，所以中原土厚，人口众多，盛产的淮山、菊花、地黄、牛膝都是药材中的极品，土厚禀赋足啊。

一般急性肠胃疾病可能与饮食不节相关，但慢性肠胃疾病却离不开情绪波动和心性不安。

《黄帝内经》讲，心动则五脏六腑皆摇。

肠胃土气不够的，动一个情绪着急紧张，都会拉肚子，肠胃翻江倒海，这叫木克土。

就连评论是非，讲过多的话，都会肚子不舒服，这叫言多伤脾。

所以平常人很难理解，治疗疑难脾胃病，为何我们开的医嘱有远离电子产品和止语。

脾胃愈差，这两条医嘱愈要守得严，守口如瓶，防意如城，防止动心意识像防守城池一样。身体越差的人越不能看电视、看电影。

平常人情执较重，定力有限，经不起五毒、八风的动摇。

好不容易靠药力培养起来的正气，可能因为久视伤血，多言耗气，没几天就让你摧毁无余。

像我们治疗这种慢性久泄，属于脾肾两虚的，用附子理中汤加些风药羌活，效果较好。

像辨证论治，药物用到极致，而患者的行为照样放逸，不知道节制，灵丹妙药也很难济事。愈是难治的病，医生的辨证与患者的修持显得更为重要。

就像做科学研究一样，就差那么一毫米都不行啊。

健壮寿康不单是吃什么的学问，更是干什么的行为心理学。

25 左侧鼻塞及治法

问：老师好，我左侧鼻子鼻塞，肛周瘙痒，舌苔根部白腻，两侧有齿痕，中间有裂纹，嘴唇和脸部偏黑，左寸部脉感觉摸着弱，这么多小毛病怎么办？

答：《内经》：肺心有病，鼻为之不利！肺郁心虚，鼻窍不开。如果没有具备利他的发心，读经典开慧或吃药疗病，常常是种印象，很难有实际意义。

就像桂枝汤加辛夷花一服用，闭塞的鼻窍立马就通了。这叫阳气所到之处，断无生病之理。

可如果自私的恶习难改，就像筒纸回缩一样，将纸筒展开，一松手又缩回原状，服用药物暂时帮你通开了鼻窍，加强了左寸心脉的力道，几天药力一过，又打回原形。

那该怎么办？正如《胜利道歌》上讲，究竟虽欲广利自，暂时利他乃窍诀。

这是说，想真正使自己受益，对自己身体真正的好，有一个非常善巧的秘诀，就是先行利他。

一个贪图自我微小安逸的人，很难得到大的快乐，私心愈重叫愈吝啬，愈吝啬的人管道就愈狭窄。靠桂枝汤辛夷花强心扩胸通鼻管，是一时的，靠利他修持来保持心量大，脉道大，这才是一辈子的。

阳春布德泽，万物生光辉！这也是我们将桂枝汤定义为布施利他汤的道理所在。

26 再生障碍性贫血及治法

问：老师好，请问再生障碍性贫血是怎么回事？有哪些治疗方法？今天在食堂门口看到一个小朋友在帮她同学义卖，听他说起来感觉很可怜的小孩。

答：造血出于下焦，肾主骨功能受损，先天不足乃正因。脾为气血生化之源，消化吸收差使造血更困难。最近有朋友打电话来，叫我们去关注一下魏则西事件，一个90后的小伙子，得了滑膜肉瘤后，究竟是一个人悄悄走的？还是病床里走掉的呢？难道没有第三条路吗？

朋友问我们说，你们有没有找到第三条绝处逢生的路呢，不用死于恶病，不用死于医疗事故？

我们说，古人找到这条路了，只是我们现在还没做出实相来。

朋友问为什么不做出实相来？

我们笑笑说，这不是金钱的问题，需要因缘际会，一要国家政府支持，二要有一批致力于传统医学研究的义工老师们。

然后，选出一块与世隔绝，山清水秀连网络信号都到不了的地方，布置一个桃花源，或者像陶渊明笔下的归田园那样，方宅十余亩，草屋八九间。食饮有节，起居有常，不妄作劳！

完全回归《黄帝内经》《道德经》那样纯朴的生活，配上自然的草药、有机蔬菜，以及极规律的日出而作、日落而息的生活。《黄帝内经》跟我们说，你生病了，就是你跟大自然不同频了。

跟大自然同频，身体就会恢复得很快。当大自然醒来时我们还在睡，当大自然睡时我们还醒着，就像逆风划船，很耗力气，走得却很慢。

所以重建生物钟，按大自然作息来调，是身心安康的第一步。

这一步做好了，再想第二步用药物辅助，心理引导，才不至于老在空中盖楼，无所益处……疑难杂病都是要考虑到天时地利人和，不单是吃药这么简单，药物能帮到人的只是很小的一部分。还如按摩导引，炼功全神，闻思善法长敬等等都是上等养生寿世之道！运用好后，何止再生障碍性贫血，各类疑难绝症都会有一个更好的归宿与机会！

27 长期失眠及治法

问：请问老师，我总是失眠，很苦恼。有时明明很困，闭上眼睛还是睡不着，晚上会莫名其妙醒来好几次，经常做噩梦，尤其是中午，根本不敢午睡，一睡就做噩梦，而且还有特别真实的感觉，好难过，现在就处于莫名其妙醒来的状态……

答：失眠乃中医按摩术里必治的病种，把脚底板使劲搓热、脚趾捏痛，痛则神归，很快入睡！这个养生之道就两个字，"眠食"而已。睡眠和吃饭是最平常的两件事，但很多人却做不好，而且睡眠和吃饭相互影响。

当你没吃好时，很难睡得好。《内经》云：胃不和则卧不安！吃得好并不是说吃的营养有多好，是指你有没有吃令人安定的食物。

暴躁的食物，如煎炸烧烤，动物肉食，容易让人焦虑急躁。而五谷杂粮蔬果，这些平淡的素食又叫灵性食物，它们很安静，能让人有一颗安宁的心，心安宁了，梦就很好。

心主神志，所以尝试一下素食一段日子，吃得愈清淡，身体浊气排得愈干净，那些杂乱的梦就少，绝大部分人烦恼习气比较粗重，都可以通过素食来减轻。

同时外界的干扰也会让人心神失调，比如玩手机，那些混乱的信息会让大脑无法安静。

有人用古诗词表达现代人的手机依赖症。

　　少壮不努力，长大玩手机。

　　春眠不觉晓，醒来玩手机。

　　商女不知亡国恨，一天到晚玩手机。

　　亲朋好友如相问，都说我在玩手机……

手机的信息就像满天的苍蝇一样在我们眼前飞舞，使我们心都在提速，要睡觉时根本刹不住。所以医生给出医嘱，所有失眠的人，睡前都要远离电子产品。

心静火自降，欲寡水自升。水火交泰其卧立安！

28 眼白睛处有黑斑点及治法

问：请问医生，宝宝1岁时发现她的左眼眼白部分有一个黑点，不痛不痒、不哭不闹的，到现在4岁了，发展到两只眼的眼白部分都有很多黑斑点，这到底是什么呢？

答：肝开窍于目，九窍有疾皆归脾。眼睛归肝所管，而眼白就是眼睛的巩膜，是肺和大肠所主，孩子肺部有污垢，肠中有积，眼白就容易混浊。可以给孩子适当用一些补肺健脾、消积下气的汤方，如黄芪水送服保和丸，或四君子汤加枸杞子菊花，皆可补土明目！

饮食要以五谷杂粮为主，黏腻的蛋、奶要少吃。

同时久视伤血，双目沉迷于手机电子游戏上的孩子，很难得救！玩物丧志，志即精，肾藏精，主志，精伤志丧，则双目必伤。

29 孩子经常发热怎么办？

问：老师您好！小孩3周4个月，这两年经常发热，喉咙长颗粒，打针吃药都怕了，不知该如何解决。

答：经络不通不做医工，学小儿推拿，自己动手，丰衣足食，点点按按，病去一半，如合谷太冲皆退热要穴，既安全又有效！孩子发热的原因有多种，比如肚子里有积，因积化热会发热。像这种孩子一般舌苔厚，口臭，用王氏保赤丸挺有效果。

还有一种小孩子稚嫩，不耐风寒，易受风寒侵染，闭塞毛孔，热气透发不出来就会发热，这时就需要用些中药来解表，如柴胡汤、桂枝汤。

还有一种孩子舌红少苔，身体阴虚火旺，中医讲水不足则火上亢，一旦稍微吃点燥热之物就立即发热。

好像火星虽微小，投入干柴中，很快烧起来。阴液亏虚，身体干燥的人很容易发热。

这时脾胃难以转化阴液，所以要通过滋阴退火、健养脾胃的方式，像《伤寒论》上讲火逆上气，咽喉不利，止逆下气，麦门冬汤主之。

有如广东地带要用沙参、玉竹、黄芪等养气阴之物来煲汤，号称清补凉，对于热病后气阴两伤效果较好。

当然孩子总是发热跟家长的教养分不开关系。《病是教养出来的》这套书给我们认识小孩疾病有很多好的启示。

这套书是写给父母与幼教老师的，是一老中医师来谈教育与健康的书。教养不好，会有毛病，毛病会致病。

像父母对孩子热爱过度，会得热过度的病，如发热；父母吵架，孩子恐惧的话，抵抗力会严重降低，就像害怕时人的手脚容易发抖发冷一样。

可见恐惧害怕是冰冷，没温度的感觉。这时什么怪病都来了，孩子像惊弓之鸟一样，对外界的刺激根本没有抵抗力。

30 只吃素食的妈妈坐月子怎么办？

问：老师，您好！对于素食妈妈坐月子有什么好的建议？需要注意什么？月子里可以用哪些中药以帮助排恶露？对新生儿护理有什么需要注意的？

答：气虚有积，气足排积。慎言养气，闭目养神，戒思养血，早睡养精。气血精神足、百病除。此乃上医愈病疗伤之路！首先要祝福素食妈妈，因为素食身体会比较通透，堵塞会比较少，孩子性子也会相对平顺，坐月子期间要养成规律的饮食作息。

睡眠是抵抗力的第一道防线，人不是累了才去睡，而是时间到了就必须去睡。熬夜伤肾液。

晚上即使是吃素也不能吃太饱，晚睡的妈妈血气会减少。

如果觉得气血不够可以用些五红汤——红枣，红衣花生，红豆，红糖，枸杞。

坐月子期间手机、电脑用得多的妈妈眼睛会不好，孩子容易急躁。要让身体恶露排干净，需要保持大便通畅，煎炸黏腻之物要远离，膏梁厚味不可吃太多。

此外，人体的肌肉只要几天不用，就会失去力量，卧床不用一个月，肺活量就会大减。

所以不仅月子期间，乃至终生都要养成四体勤快的好习惯。习勤能使一身振！

否则就会像弱不禁风的草莓族，难当重任的豆芽族那样，一点点挑战就被吓退压垮。

苦难病疾像砖头，碰上玻璃杯的你就碎，碰上钢铁意志的你，它就碎。

做妈妈给孩子最大的财富就是从做月子开始，在孩子面前就要坚强。咬牙坚强，自动握固！攥拳深呼吸，体力倍增！

能够自己做的事，决不让他人代劳，这样坚强的母亲必会养出坚强的孩子。

31 关于师承中医的建议

问：我现在是大二学生，学的是中西医，我真心想走一条跟师学医，传统师徒相授的道路，希望老师您给我一些建议。

答：先完成正规学堂教育，在其位，谋其事。《名老中医之路》上面每一位名老中医都有坚定的信念与好学的习惯以及慈善之心！学医乃至任何一门技术，要有番成就都离不开内善知识和外善知识。

外善知识就像老师善友，内善知识就像信心正念。

当内善知识没有生起来时，外善知识你是看不见的。

即使真让你碰到贵人师长，你也把握不住。

因为正念跟信心不够，你看到的是社会的不好，老师的过错，这是福慧不够的表现。

常见别人过失，自己恭敬心会丢失，恭敬心一丢失，最好的老师在你面前也帮不了你。

一般学子都有这样一个通病，看到别人的过失，纤毫都能体察到，而对于自己的过失，大如山也不知道，这样他很难找到真正的师父。下人不深，不得其真！

所以学子要谨记，千万不要让这种修学的通病阻碍自己的精进。

那如何消除这种通病，先读《名医传》，以古代有德行的人为鉴，能常思"但愿世人常无病，何妨架上药生尘"，或者

"不为己身谋安乐,但愿众生得离苦"。

果然能以此发心,定能消除各种违缘与逆境,如同猛火烧薪。

如果不能将全身心投入到救众事业中去,想要得遇明师,传承绝技,成就一方名医,那不过是一种空想而已。

所以在学校先要把发心做好,初心不改,成就有余。

32 长痘痘和粉刺怎么治?

问:老师,这个季节正是长痘痘和粉刺的时候,怎么让这些减少呢?

答:肝火旺,皮毛疮!肝气郁,方成结。凡皮毛结块疙瘩,离不开清肺疏肝!有个小小食疗方叫三豆饮——红豆、黑豆、绿豆分别如心、肝、肾,能够引脏热出腹,带出身体的浊毒,再加点生甘草能解百毒。

三豆饮是防治痘痘和粉刺的平淡良方,大家莫以为平淡就小视它,淡渗利湿,现代人营养浓浊过度,正需要平淡的清汤来稀释。

这三豆饮就有排浊水的作用,这样浊阴下行,不能犯上作乱,像粉刺、痘痘这些由营养过剩所致的产物就减少了。

在养生上,要记好:若要身体安,淡食胜灵丹!清淡的饮食即灵丹妙药!

33 导气汤中为什么会用川楝子？

问：为何治疗寒疝腹痛的导气汤里，会用寒性的川楝子？

答：导气汤者，导下半身气郁结火之方，可治生殖系统气郁血凝之痛。川楝子是治疝气的要药，把它放在温性药里，就能去性存用，去掉寒凉的性子，存留它行气散结的功用。川楝子常跟小茴香相配，以诸子皆降下沉丹田少腹，能升降小腹周围的气机。此二药可治人少腹郁结，俗人讲的气得阴毛着火，即此二药主治导气范围。

如果说枳壳和桔梗是升降胸肺的妙对，是十字路口的交警，那么小茴香、川楝子就是升降腹部气机的妙对，是少腹三叉路口的交警。

它们能导引往来气机通过，防止气机交通障碍，起到梳理气机的功用，尤其是小茴香、川楝子，都是种子类药。

中医认为，诸子皆降，而且一温一寒，正好能升降腹部气机。同时牵肠挂肚，思则气结于脾主大腹，皆可用此导气二药！

《华严经》讲，应于一切时，勇猛大精进，能够由开心胸气机想到开少腹气机的妙药。

这是触类旁通的表现，修学要以此精神，贯通始终。

34 早起听到响声就会头晕，怎么回事？

问：尊敬的老师！我有位患者，单纯的头晕，早上听到响声就会头晕，有什么方法治疗？

答：恐伤肾，肾开窍于耳，响声循耳入肾，肾精不满必心虚胆怯而昏头转向，提心吊胆。有些身体水湿重的患者，听到水声或多喝水都会头晕或尿频，只要把湿邪除掉，眩晕就会减少。除湿很好的方法就是升阳，阳气升一分，眩晕就减一分。

所以张仲景在《伤寒论》上设计了茯苓桂枝白术甘草汤，通过桂枝、甘草升阳，茯苓除湿，阳升湿降，眩晕得平。同时眩晕也提醒我们心要平，不要有大起大落的情绪，人贫血也晕，高血压也晕，这是过于悲则气消或怒则气亢的表现，那该怎么办？

《月灯经》讲，若遇安乐境，不应起贪心，若遇痛苦境，亦不起悲情。

没有剧烈波动的情绪，疾病会少许多。

有个百岁老寿星，有人问他如何养生。老寿星平静地说，有两条。

一是不高兴的时候要笑一笑；二是高兴时不要说话，以免兴高采烈，忘乎所以，乐极生悲。世界上有剧烈波动的情绪，才有剧烈痛苦的疾病。

若是情绪波动少，任何病都能相对减轻。

35 孩子总出汗怎么办？

问：我家闺女1岁多，每天出汗很严重，即使是开空调，后背也经常湿漉漉，身体非常瘦小，不喜欢喝白开水，请问怎么办呢？

答：白天汗多，一般气阴两虚，可以熬些生脉饮加浮小麦、乌梅来喝一喝，酸酸甜甜既能补充阴分，也能让心神因酸得静，心清净时是不容易大汗淋漓的。

因为汗为心之液，心若浮躁，汗必躁出。

《信心铭》讲，一种平怀，泯然自尽，这是说当心怀非常平和时，汗症消失了，烦恼少了，各种怪病都在慢慢地消去。

我们消不去疾病是心还不够平静，妈妈心平静，孩子少疾病，妈妈好好学习，孩子天天向上，妈妈的心分秒都在导引孩子的言行。性定情逸，心动神疲，守真志满，逐物意移，虽是《千字文》却是修身养性的大法！

所谓心能转境，平静的心能让各种困境减轻，所以妈妈和孩子可以通过各种盘腿习静。

正如禅师在大热天笑笑说，"众人避暑走如狂，唯有禅师不出房，非是禅堂无热到，为人心静身清凉"。

36 脑梗死后遗症及治法

问：脑梗死后遗症，用什么中药泡脚最好？我外公几年前得了脑梗死，病好了，却留下了后遗症，腿脚不便，晚上还会痛，用过很多方法都没治好，请问用中医治疗能治好吗？

答：梗者堵也，郁也，中医称木郁，又叫肝气郁结，易怒堵塞拍肝经！每天肝经要勤拍！养生要动静结合，动则要经络通达，静则要神归一处。动则万善相随，静则一念不生。

现在绝大部分人不喜欢运动，带着不情愿的心去动，经络很难真正地被打通。

或者劳动时带着怨气，不能得到真正利益，这叫任劳容易任怨难。

而静的时候又坐不住，整天对着电视看，心猿意马，处于高耗能状态。

《黄帝内经》讲，静则神藏，躁则消亡。

像笼子里的动物，吃得再好，但神却是躁的，毛发是一派凌乱的病象。

现在绝大多数老年人不是死于中风，也不是死于腿脚不利索，而是死于没有运动意识，同时心神又焦躁得很。

生命不息，运动不止，像偏瘫后腿脚不利，要靠补气活血的思路。

王清任的补阳还五汤，灵活变化加些藤类药，如鸡血藤，以及引药到腰脚的如川断、牛膝，通过内服，壮气血，药渣煎水泡脚加些酒，同时做脚底按摩。

当不能动时，孩子多代劳；当能动时，自己多动。

再好的药物也很难帮得上消极低沉、不想动的人。

37 关于梦话，梦中打架是怎么回事？

问题1：请问老师，说梦话甚至坐起来说梦话是怎么回事？伤身吗？

问题2：梦到打架，火气大怎么回事？

答：日有所思，夜有所梦！梦乃心所现，解梦可知五脏虚实！常说梦话是心性不定的表现，梦火或斗殴，乃嗔心重的表现。用朱砂安神片，可镇定安神！

常人的心性像水上的瓢盆，极容易波动改变。

真人的心性像水底珍珠，任水波动也不会动摇。

一个人为什么会心性浮躁，那么多痛苦和烦恼？

《格言宝藏》讲，不论对任何事情，都不能太执着，执着太大，会产生很多痛苦，包括诸多噩梦也是心有挂碍的表现。

可有人说，要做到心无挂碍，怎么可能？

《入行论》讲：

若心执着嗔，意即不清静。

喜乐亦难生，烦躁不成眠。

你执着愈大，嗔恨心愈大。脸刹那都会变得扭曲、丑陋，宝床再好也如卧荆棘。慎言节饮食，知足胜不祥。

如果知足，对我们的东西，乃至身体并不那么贪着，那不管别人如何损坏，我也不会生起不快乐的嗔恨。这叫贪执乃稻草，嗔恨如火苗。若无此稻草，火苗哪能着。

38 脂溢性皮炎

问：请问脂溢性皮炎有什么方法治疗，现在几个月啦，没有用过西药，只是调整状态、心情、饮食。但是并不见轻，有点着急上火了。

答：消脂可用荷叶茶或大山楂丸，若是着急上火发炎，则用大黄、甘草各10克泡水！

我们看脂溢性皮炎，那些浊阴都往皮肤外面泛。《黄帝内经》讲，浊阴不降就容易出现各种疾病。治病不外乎就是这个原则：让清阳得升，让浊阴得降。如果按照现代的说法就叫推陈出新。

我们看这些脂质从哪里来？要到哪里去？一般是从胃肠中来，也要从胃肠里头排下去。所以胃肠不好，你皮肤病很难好得彻底，这叫胃肠型皮肤病。所以大多数患有皮肤病的人只需要把胃肠保养好，皮肤病就会减轻。

怎样保养好胃肠？首先饮食上不能够给胃肠过多的负担，如鱼、蛋、奶、海鲜、香菇，这些看似是高营养的物质，但在你脾胃不太好的时候，它是消受不起的。

同时要通过降气的方式把胃肠浊气降出去，饭后百步走，睡前一盆汤。早睡也是一种很降气的行为。古人日落而息，叫夜幕降临。如果夜幕降临了，我们还没有降下来休息，熬夜熬得厉害，你会把你身体的渣滓熬到皮肤、头面上来，这叫渣滓上溢，沉渣泛起。

当然最重要的原因还在后头，还在情绪的波动比较厉害。

情绪就像搅和棍，它能把肠胃里的浊阴搅到头面、皮肤上来，这叫怒则气上。为什么人会生气发怒？因为他向外求。像内求的人他是气不起来的，向外求的人认为这都是你的错，是他人的错，是社会的不公，是领导的失误，这样想你的浊阴通通都往皮肤外面发，所以愈来愈瘙痒，愈来愈烦。特别是到夏天的时候，加上天气往外面发，你的脾气又往外面发，所以这个夏天湿疹、疮疡等皮肤病很多啊！而秋冬天为什么会减少？因为秋冬天气机主沉降，往下收。如果我们的心也像这样，向内观，少见他人过，多见自己非……

皮肤病从另一角度看，是我们太爱面子了，太注重表皮的修为，不注重实质的修为，不敢在大众面前真认自己过。真认自己过，像服一剂清凉散一样，从头都会清凉到脚。

39 中医的五脏对应

问：请教一下，五脏：肝心脾肺肾对应的五处——头胸椎肩股；五音：角徵宫商羽；五效：收坚缓散软；五态：握忧哕咳栗。该怎么解？

答：关于这些中医基础理论的名象，大家可以多去参考中医基础理论。

我们看，五脏：肝心脾肺肾对应五处——头胸椎肩股，这是一个灵活的对应之法，是在表法，不是说定死在哪里。不是说我肝不行，一定头不行。肝经虽然上达巅顶，但有时肺气闭郁，你也会头痛。

又比如胸胁问题未必是心脏问题，有时肝郁不舒，胸胁也会出问题，这时疏肝解郁能够解除。

还有椎联络上下，起到支持作用，脾土就是支持的，但椎也跟"肾主骨"分不开关系。

肩是平的，向下走，所以肺主肃降。我们用肩去担那些柴啊，草啊，肩挑万物，所以肺气不降的人，他去挑担、挑粪水、挑柴，肩得到了强大，气又得到了降顺。为什么以前人负薪如刮脚？读书时挑着柴，放着牛，边读书边干一些劳务活，不仅身体得到了锻炼，而且知识也得到了拓展，通过劳力可以让气往下，把读书那种浮躁之心都理顺下来。

而肾藏在最里面，所以这些股深处的东西都归肾所主，肾主封藏。

但不管它是怎么对应的，这只是形象上、外象的，中医重视的是内治，是气的周流。

我们看，一个人他一般暴怒则气会存在头上，这叫怒火上头，又叫气得面红脖子粗。

同样一个人忧虑，他的气会存在肩膀上，悲忧伤肺，肺主治节，中老年人肩周炎大多有不少牵挂，忧虑。忧愁则肺气闭郁，百脉不得流行啊！这是《黄帝内经》上讲的。

而抱怨的，讲话不守信用的，当断不断的，这时他的关节、椎这些地方会转动不灵活，好像一个人做一件事情，当断不断，反受其乱，这些关节不知道要听谁的，究竟是要听你撒谎的，还是要听你真心的，所以好多关节转动不灵，因为我们讲话没信用。

而心中欲望很多的，他会存在胸中，胸廓包裹着你的心，欲望愈多，心胸愈窄。心胸愈窄，烦闷就愈多。所以心中欲望多，他就存在胸廓里。

而肾呢？主腰脚，两股。肾如果恐惧了，这个气就会存在腰脚下，腰脚就没有力量，行动力会差，所以行动力差的人走路不够轻快。我们可以通过练习轻快走路法——徒步穿越，加强你的行动力，加强肾主腰脚的功能。

这些都可以进行灵活的变化。其他方面的内容大家可以多去看中医理论基础。

40 小孩胃口不好的调治

问：老师您好！家有小女孩八岁半，身体瘦小，胃口不好，吃得少，大便少且干，小便多频，手脚不温，秋冬犹冰凉，请问老师如何调理？

答：小孩子脾常不足，伤脾胃的因素很多，零食、不规律饮食、看电视、懒动等，这些东西扭转过来，孩子脾胃好得很快。

还有一个很重要的事情，现在很多孩子的书包很重，这个重也包括精神压力重，书包重的后遗症是压弯了腰，胃口不好，我们在山里最常面对的就是这样晚上躁动，白天没胃口的孩子，如果连"吃睡"两关都没有降伏，就不要轻易讲读书了。身安而后道隆。身体搞好，学习兴隆。

吃睡是人体免疫力的第一道防线，吃不香睡不安，不可能有好身体。关于如何吃睡，我们在山林班里头讲得最多，所以寒暑假要送孩子去补课，补的是什么课？体能课。国家崇尚德智体全面发展。

新时代的能人有三个标准，一个是好体能，二是好智能，三是好德能，这是真正的"三好"学生，也是真正的能人。

现在很多学校教育都非常看重脖子以上的教育，忽略了脖子以下的教育，所以脖子以上烦热，脖子以下的手脚不够温暖，造成上热下寒的格局，这时就需要反过来。

如果人这一辈子没有遇到这些圣贤文化，没有把身体练好，那有再多的荣誉活着都是苦啊！

41 孩子总是流鼻涕、出汗、腹泻，怎么办

问：老师您好！我的孩子最近一个月内总是流鼻涕，晚上睡觉前半夜出汗，肚子有鸣音，第二天就会腹泻2~3次，人非常消瘦。期间看过中医，治疗效果不明显。我不知该怎么办？

答：《黄帝内经》讲，病非人体固有之物，然能得亦能除。言不可治者，未得其术也。世界上没有不可治的病，只有不愿意改变的人，无恶习有恶病者未之有也。孩子鼻子流涕的问题是肚子腹泻的问题，鼻子流涕是影子，肚子腹泻是根子，治了根子就能拔掉影子。中医的七味白术散，专门健脾胃，升清阳，善治小儿慢性久泄，脾虚湿盛，也可以用于增重肥儿。

而现在孩子最大的问题，是劳苦的活干少了，吃苦耐劳精神没起来，人天生就有这潜能，你担当多少，就有多大的能量，就像运水担柴，我们观察刚进山来的学员，手不能提，肩不能担，他以为一辈子都弱不禁风，抱着药罐子，想不到不用多久，他努力地去担当，担当一分，能量就长一分，担当十分，能量就长十分，很快就晒得黝黑，长得彪悍。

铲草劈柴，跑步爬行，没有一样不是全力以赴的，回来后

一碰到床，一觉就睡到天亮。就这种状态，保持一两个月，你整个人都换过来，想不到治病健身就这么简单，干个够，吃个够，睡个够。

这个吃个够睡个够，前提是你要干个够，没有干够你一个鸡蛋都消化不了。所以那些小娃子在外面脆弱多病的，一进山来几天就生龙活虎，这是为何呢？没有别的，山里就是简单，没有太多分散精力的地方。

除了吃饭、睡觉、干活和读书外没有其他事情，墙壁上都贴着"闲谈不过五分钟"。真正有目标、有志向的人，他根本不会有多余的时间去闲谈，浪费精力。

所以，孩子在没有志向目标之前，身体都是随着欲望走的。意念深沉，言辞安定，艰大独挡，声色不动，这才是健壮的孩子！

42 关于一天喝八杯水

问：老师您好！请教一个问题，我为什么总是想喝水？总觉得渴，但是喝完之后又很快排泄掉。所以我有点眼袋，别人说要注意肾，可能跟喝水有关，但俗话不是说"一天要喝八杯水"吗？

答：心态好，病魔跑，脾气大，身体差。八杯水是因人而异，你如果没有八公里以上的运动量，三杯水下去，你都消受不了。运动量大，可以消谷纳水，可以蒸腾气化。运动量大后，吞吐量像马匹、鲸鱼那样，你平时消化不了的东西，通通都能消融掉。

在山里有几个过敏的患者,他们很奇怪,怎么不过敏了?

我们笑着说,你懂得过一种运动人生,困扰你的疾病会很少。患有过敏的人,一般心思都比较敏感,神经不够粗大,运动得少,汗出得少。

有学长说,我也天天运动啊,怎么精神还不好?

其实半小时的运动,才刚刚开始热身,还没烧到脂肪,真正的运动就像煮开水那样,你缺一把火都烧不开。

我们这个时代许多人长有脂肪瘤、包块、肌瘤或结节,说穿了都是身体热能不够而炼不化的产物,你如果处于消金融铁,热身状态,就没有什么化不了的积块。

同时喝水眼袋重,跟脾主湿、肾主水分不开关系,同时跟心里纠结也有关,思则气结啊!气结后,你水就流行不了,人体有形病理产物,不外乎就是痰水瘀血。

我们在看老师治疗痰水瘀血时,常会加一两味顺气醒脾的药,如木香、郁金。刚开始想不明白,后来豁然贯通,看到天上的流云被风吹散,马上明白,身体的积块必须要气化,常流通,无病痛。

在佛门里有句话,五观若存金易化,三心未了水难消。一个人执着于过去,就会懊悔不已;执着于将来,就容易恐惧;执着于现在,就容易愁眉不展。

这三种现在心、过去心和未来心,都不可以纠结,一个人放下纠结,就像松绑一样,那些瘀滞包块纷纷都化散,痰饮水湿也都解散了,人都是自己给自己加一个枷锁。

风吹不动天边月,雪压难倒岭上松,要如松似月,正直常明,无有挂碍!

43 怀孕后脾胃虚弱及治法

问：老师您好！我怀孕两个多月了，脾胃虚弱，湿气比较重，脚底和手都有一些水疱样湿疹，怀第一个孩子时也是这样。请问老师可以怎样通过食疗调理？另外想问有必要喝牛奶或者是孕妇奶粉补充营养吗？水果是不是应该少吃？

答：软暖缓，身体安！念柔软，言温暖，身和缓，此乃孕妇三要，亦是养生三宝。我们临证试效过，脾虚的患者叫他多吃水果，手容易长湿疹水疱，因为脾不运化水湿。所以得出结论，运动量少，脾不强壮的人，必须要严格忌口。

而强大脾胃利水的食疗小方，有山药芡实莲子粥，也有小米南瓜粥，还有粗粮是比较通透利水的。现代研究表明，这些米谷的内层皮有很好的利水作用，可惜我们的精米都把这层皮打掉了，吃得好看，未必对身体真好；吃得粗糙，好像口感不是很好，对身体却是真得好。

凡是跟着欲望走，想吃什么就吃什么，结果往往是病苦，在吃喝的时候高高兴兴，在受病苦的时候却在痛哭。想清楚这点，还有什么戒不掉的恶习。

所以每得一种恶病，都要改掉自身一个恶习，按照这种思维去做，是真正高级的养生。

44 从行住坐卧看现代病：架势不对，永远难修成正果

问题1：跑步造成脚后跟痛怎么办？

问题2：请问老师，我多年耳鸣头晕，被医生诊断为中耳炎和梅尼埃综合征，我可能是遗传的。我妈妈就患有梅尼埃综合征。我是肾阳虚，怕冷，尿频，头晕，耳聋。妈妈年轻时可能是肾阳虚，现在她好像是肾阴虚，反而非常地怕热，但依旧是耳聋。现在有脑血管疾病与中风的前兆，她特别爱吃油炸食品和面食，可能与她小时候饮食匮乏有关。但主要是吃面食，肉和蔬菜吃得少。我不知道她的脑血管疾病是不是和这个有关。我想请教您，我现在头晕耳鸣，还每天耳朵疼，我的病症如何改变？还有我妈妈的病症该如何调理？

答：补肾地黄丸可去运动过度后脚跟痛之症。脚后跟痛，一般是肾虚湿重，同时跑步的姿势也不对，愈跑愈累。跑步也要和缓专注，性躁心粗，叫折腾。

老师讲过，架势不对，永远难修成正果，做事情要先把架势做出来。比如走路要挺胸，这是架势；看书不要塌着背，这是架势；坐如钟，这是架势；走如风，也是架势，并不是说走得像风那样快，而是像风那样轻盈。

这次有学员颈肩腰腿痛，我们一看，立马就在吃饭的时候做餐前三分钟小分享，像那种走路姿势，不腰痛才怪呢。

一个人只要在精通望诊的医生周围走过，这人身体大概的

健康状况，医生就明白了，这叫望而知之谓之神。

大家可能没有亲眼见过，不知道调整一下走姿就可以把腰痛走好，把脚痛走好，把膝关节痹痛走好，这是多期山林班办出来的一点点小成果。

李老师参加完后说，奇怪我的脚跟不痛了，医生说我脚跟痛不能走路，在这里愈走愈不痛，我真是活了几十年，走了几十年路，今天才学会了一点点走路，来龙山学会走路就值了。

我们笑笑说，李老师太谦虚了，人生本无病，只因姿势错，一个人姿势不对了，气脉就会郁结，气脉郁结就会生病。

把姿势调好，气脉顺了，愈走愈有劲，真正走路走对的感觉，就是你会爱上走路，如果你没走几下就垮了，想坐下来，说明你走路的心态跟姿势都是不健康的。

不是说走路运动就能带来健康，你没掌握好正确的走法，愈走会愈伤。古人行住坐卧都会有威仪，威仪不是约束你，是保护你。

包括耳鸣耳聋，头晕目眩，都是在最源头的行住坐卧里出问题了，大家先把行住坐卧的功夫提高，你会发现病痛居然变少。这里面有很多诀窍，还不是普通的学员能够接受到，一般都是义工老师们先受其益，因为他们听得进去。

《名贤集》讲，老实常在，脱空常败。老实肯干的人，健康快乐跟他常在；空想不注重手脚修养的人，坐着就翘起二郎腿，走着就拖泥带水，姿势歪歪扭扭，病痛就经常跟在他们身边。

所以这些问题都是要在源头上调整，调心态，调姿势，最后才调药物，这样治病的效果，不用说都是杠杠的。

45 为什么山民能够席地而睡：为大家解密睡好觉的诀窍

问：为什么中老年人总是在晚上一点到四点这段时间难以睡着？孩子睡不着觉怎么办？

答：这时要做睡前功课，搓脚板捏脚趾！最常见的睡不着觉是心肾不交，心脑用得太多，肾主腰脚用得太少，结果心火上头就兴奋。又叫上热下寒。

这时只需要通过合理的赤脚走路，引火下行，效果就好，要有足够的时间。

在山里我们没什么高招，就是让大家饭吃得香，觉睡得好，活干得过瘾，山爬得够劲。你要是还睡不着，那说明你余力未尽，懒惰了，晚上要吃少，觉可以睡得好。胃里还有没有消化的食物就睡不好觉，所以进山把零食一断，再加上晚上少讲话，准你一觉睡到天亮。

所以晚上连行禅都是止语的，开口神气散，对于虚弱的人，讲多话都会让心神虚亢，脑子静不下来。

一旦止语、止念，马上觉就睡好了。所以大家看，那些头脑很聪明的，常没有好觉睡，而朴实笨笨的，却呼呼大睡，精神饱满，难道这就是傻人有傻福？

我们笑笑说，大家进山里来，就是做做傻人，难得糊涂啊，干干苦活，少说话，多干活。

《名贤集》上讲，赞叹福生，作念祸生。

这句话讲得太经典了，我们打开口，就必须是赞叹语，不是赞叹语就不要轻易说出口,一旦起心动念,出于自私的,祸马上生出来。

自私的人绝对自利不了,心胸窄得像牛角,身体会好吗?

关于睡眠是一个大话题,我们有很多种方法可以让人睡好觉。普通的招法就是换换床,换个地方,小调小调能睡好觉,或者晚上大家相互戳脚,拿着按摩棒你来我往,戳到双方咬牙切齿,痛不可忍。

《黄帝内经》讲,痛则神归,一旦痛在脚底,你的神就下去,心肾相交得像箭一样快,直接用按摩棒切断你的心意识,结果倒头就呼呼大睡。

当然倚靠外力不是最高的,靠换床换地方,也能稍微睡好。可是你如果没有学会游泳,老是换游泳池也不行啊!

我们去体验过几期禅修,发现自己不改变,到任何地方都会抱怨。一个会抱怨的人,都是他自己出问题,不是道场山林的问题。

应该以提升自己能量为目标,而不是躲到山林里来,我们山林里不收这些逃兵。

有位学长说,为何我长期失眠,外界一个噪声都睡不着?

我们笑笑说,你能量级别太低了,而且你容易动气。

他听后不理解。我们说,你看,假如你是大象的能量级别,你的周围都是蚂蚁、蚊虫,蚂蚁在你前面怎么大喊大叫,你会不会动心啊?当一个人会影响到你时,说明你的能级跟他差不多,在山里就是专门来提高大家能级的。

人的能级有三方面,体能、德能和智能。

体能没上去,也休想睡个好觉。我们在山里设立了一个山林奖项,每一个项目都要排出一个第一,比如睡眠第一,跑山第一,赤脚第一,推摩托车第一,锄地第一,炒菜第一,劈柴第一，挑水第一，浇菜第一，拔草第一，吃饭第一，圆运动功法第一，背诵经典第一，毛笔字第一，看书第一，盘腿第一，听打第一，笔录第一，爬行第一，单杠第一，蛙跳第一……

这里面每一个训练都是有次第、有证量、有标准的，而且获得第一的人都有意外的奖项和惊喜，都会获得中医普及学堂的系列书籍，以及一套民间大偏方秘籍。这些秘籍，放到辨证论治基础上去用，每一个都是金刚钻。

我们就拿睡眠第一来说，什么叫真正睡眠第一？入睡时间不会超过一分钟，头碰到枕头，眼一闭上，就立马心肾相交，而且都是深睡眠，晚上九点钟绝对关灯，也把心意识关掉，早上五六点，自动醒来，只睡一觉，绝对没有第二觉。有这种睡眠深度跟质量，疾病就像鸟兽散一样，从你身体纷纷跑掉。

而且真正睡功高强，是不会拘泥于在床上睡的，席地而坐不算高明，席地而睡方显功夫。

大家看这些山民，他们中午休息的时候，睡哪里呢？在小桥流水边，在竹林底下，按常人所想，这简直犯了养生大忌，可人家却一个觉起来，精神饱满，龙精虎猛。

谁都知道竹林里蚊子最多，也知道小溪边凉风飕飕，不是说坐卧不当风吗？可是你看人家身体不差反好，为什么？因为人家杂念少，早上挥汗如雨干了一上午活，即使睡在地下，用芭蕉叶当席子，或者干脆就睡在摩托车上，而且还睡得比猪沉。

所以大家进山里，只需要把睡功练上去，疾病就拿你没办法。可是睡功不是在床上练的，不是在晚上练的，白天的挥汗如雨，搞得你够疲劳，却劳而不累，劳而不损，你晚上那一觉准睡好。

我们这时代,许多人睡觉都不好,而且愈不幸福的人,他睡觉愈不好,而睡觉不好的人,他慢慢地也会走向不幸福,所以单纯睡眠之道,我们就可以开一期的班,把一百种睡好觉的办法介绍给大家,总有一种适合你。

可惜啊,现在物质生活这么好,你会发现很多有钱有势的人,他们想像山民茶农这样睡个安稳觉都不可得,这样即使得到了全世界,却失去了生命精神,又何益之有呢?这是《圣经》的教诲。

我们要善于捕捉时代的商机跟大众的所需,你能够找到大众的痛点,并且解决它,你就会成为倍受尊重的人。

义工老师们,刚开始都不知道进山里来练什么?

我们笑笑说,山里七十二绝技,排第一的就是睡觉,你能够把睡功练好,我们保证你比社会上大多白领生活都好,工资都不少,幸福指数都要高。

单纯会一个绝技,教人把觉睡好,成为这方面的专家、宗师,你就能够扬名立万,问鼎天下。

46 脾胃寒湿会导致胸闷吗?

问:老师,近段时间我脾胃不好,右边肚子微微痛,有时胸闷,有时在左,有时在中间,看了中医,医生说寒、湿,吃了6天中药后肚子好多了,就是胸还闷,请问老师是怎么回事?脾胃寒湿会导致胸闷吗?

答:寒湿用温热的药,所以舌苔白腻,肚腹冷痛,用桂附理中丸,效果不错。可药阳光,人不阳光,何阳光之有。

我们可以通过药物来制阳光，消阴翳，但养成阳光的生活习惯更为重要。阳光生活习惯有三点。

第一，不抱怨任何人。任何环境，有抱怨，就会有闷塞，没抱怨就没有堵塞。

第二，养成运动阳光的锻炼习惯。习惯是一种顽强而巨大的力量，它可以改变一个人的命运，每天一遍养生操，通经活络百病消，刀不磨不亮，人不练不壮。

第三，早睡。我们《山林要则二十条》，就是法的治疗学，用法来对治身心灵的疾苦。

其中有一条为"睡眠以劳动为深沉"，又有一条为"休息以放松为踏实"。

故我们让进山的学员们九点钟必须入睡。早睡早起，没病惹你。大家以为睡眠是累了才去睡，而《黄帝内经》讲，人不是累了才去睡，而是时间到了就要去睡，一个没有睡眠质量保障的人，他做什么事情都容易出问题。

所以睡眠也是需要练习的。对自己要求严格的人，一旦睡眠有丝毫质量问题，立马会提起十二分精神去对待，因为睡觉是抵抗力的第一道防线，睡觉可以美颜，也可以促进健康。

47 手足口病，降金生水

问题1：老师您好！小孩手足口病是什么原因造成的？要怎么治疗？

问题2：有个疑问想请教老师，就是在五行学说里边，有个金生水，肺属金，就像锅盖一样，水蒸汽遇到金属变成水。总感觉这个说法有点牵强，不像木生火、土生金那么好理解。

答：小儿手足口病，重点在预防，一分的预防胜过十分的治疗，所有的传染病如流行性感冒，都是外面有导火线这个缘，里面有湿热体虚这个因，导火线一导引，内因炸弹就被引爆。

所以孩子平时饮食清淡很重要，饮食清淡，就没有太多的湿热成为疾病的温床。

大家看，同样有很多苍蝇，为什么有的家庭苍蝇特少，而有些家庭苍蝇特多，原来干净整洁的地方，它就不会招惹那么多苍蝇。

我们要让自己血液清净，水清无鱼，血净无病，血液化生于脾胃，脾胃开窍于口，口中进餐是干净的，肠胃就干净，肠胃干净，血液就干净，血液干净，又有何病？

而金生水，金乃质重，代表肃降，有个词语叫降金生水，大自然气一下降，遇冷就凝结成水珠，往大地下降。

这是五行气化思想，从气化角度看就好理解了。

48 长痱子怎么办？

问：孩子手臂周围长了一些米粒状小包包怎么办？

答：凡是包块垢积，就像冰疙瘩，冰冻则大，一晒就化。

你看小包块，在我们看来，是你阳气不够累积下来的，气化不够了，积雪会愈来愈多，阳光出来，蒸腾气化，各类结块垢积会愈来愈少。所以《黄帝内经》讲，阳化气，阴成形。读懂这六个字，一辈子就不会有难治的病。

白天运动以养阳，晚上静卧以养阴。

所以山林班两大招牌菜，晚上九点到早上五六点，是必睡时间，一切的训练，最后都会回到这个时间段，有最深沉的睡眠。

而白天动起来，不断蒸腾气化，一个不怕出汗的人，疾病都怕他。一个对太阳躲躲闪闪的人，医生就会经常光临他家。

所谓甲沟炎、痱子、痤疮、脂肪小包块，都是来提醒你阴成形太多了，你要加强阳化气的力量。

夏天了，无厌于日啊！

老师如果怕孩子出问题，很难教好孩子，问题本身不可怕，可怕的是你对待问题的心态。

孩子你不拉出来练，将来就是垮下的一代，如果老师都怕孩子受伤，那么这样的老师也很难教好自己的孩子。

中国孩子跌打磕碰伤都不可怕，可怕的是斗志的丧失，昨天我们在种地瓜，小可人看到老师脚上爬满了蚂蚁、蚊子，还有小虫虫，他们惊讶地说，老师你不怕被虫蚁叮咬吗？

我们笑笑说，虫蚁给我们打预防针来了，老师怕的不是蚊虫叮咬，怕的是你们志气不高，吃不了苦，耐不了劳，所以老师要拿出十二分的精神，你们才能感受到一两分。

学生做体操是一分热情，你们起码要用十分热情去做，刀不磨不亮，人不练不壮。

如果领导班子、教师都不够强壮，你根本带领不了孩子，畏畏缩缩，只会让你的教学质量一退再退，不断缩水，所以我们才发心要到中小学去普及中医，传播运动人生、奉献人生的精神。

只要做一些分享，再带大家练一练，把山林班带到学校去，学校只需要把课间十分钟交给我们，我们合理利用每天有七节课的课间十分钟，就有超过一小时的运动。

而广播里播的不再是伤感的情歌，或激动的流行曲，而是平和的云水禅心，舞弄的是太极形意，奔跑的是两条腿。

这样学生体能上去，人之差别就在于这课余时间啊。

所以把孩子往操场上赶，是有方法的，不是乱赶，乱赶了，如游兵散勇，不成体统。

我们认为现在的体育老师，最需要的不是把肌肉练得很雄壮，而是要把兵法练好，要像《孙子兵法》一样，从学校里练出自强不息的精兵强将来，如果没有这高度，学校办学质量会很平庸。

有了这种高度，你的学校将会被挤爆，家长也会愿意把孩子送进来，社会也会竖起大拇指来称赞叫好。

至于如何提升新时代孩子的素质，我们也不断在研修实践中探讨，还有许多细节之处也要在实际中操练，而不仅仅是道理上的引导。

49 力气从哪里练出来：劳动的三要诀，缓慢，积极，尽力付出

问题1：老师，我老公35岁，上班干的是体力活，但是出力多饭量却少，总说吃不下，人也比以前瘦了，不知怎么回事，是不是哪里出问题了？

问题2：老师您好！我生了孩子后就月经不调，在正式月经开始的前一周会少量出血7天，西医检查结果是黄体萎缩不全。这几年我吃了很多药，但也只是由原来的7天点

滴出血缩短为3天，舌头中间的裂纹也多，不知应该怎么治疗？

答：精神越用越出，力量越炼越雄。人无力叫少力，少力为劣，即歪瓜劣枣，身体不好。炼力即是健壮必由之路。以前我们当地有一批力王，身体非常强壮，问他们力从哪里练来？

他们说，从斗力练来。

斗力是什么呢？客家当地叫鼓力，那怎么鼓力呢？与拔河相反，拔河用的是绳子，而斗力用的是棍子；拔河用的是往两边拔的力量，斗力就像两只牛相斗一样，用一根棍子相互拼力，既不会伤到人，又具有娱乐性，更能把体能练出来。

这些力王们早上起来，还没有刷牙洗脸，几十个人两个人一根棍子就在斗力，半小时下来，身强体健，百病消除，一天神清气爽，呼吸深沉。

他们训练的也只是早上半小时而已，用半小时的训练，换来半辈子的健康跟孔武有力，这真是一项集娱乐与锻炼价值于一体的活动。

干活千万别干死活，干死活会干伤脾胃，饭量减少。《黄帝内经》讲，劳倦伤脾。劳动本身可以养人，当你劳动没掌握方法，却会伤人。

劳动的方法有三个。

第一，缓慢。人一着急就伤心脏，叫急火攻心，心脏伤了会没劲，尿无力，胃口不佳。

第二，干活要积极。积极的心是疗伤圣药，消极的灵能让骨枯槁。

第三，干活以尽力为付出。干活时不留余力，力量越用越出，你只有尽力干活后，在休息时才能彻底放松。

所以要有不问收获，只问耕耘的心态。

这三个要领掌握好了，然后再吃些调脾胃的药，脾胃一好，饭量大，人就有劲。

比如党参、白术、陈皮，可以健脾益气。将它们打成细粉，加红糖冲服，会觉得力量从手脚涌出。

当然，夏天的太阳光较猛烈，胃口可能不会那么好，要防止过度出汗。

月经不调，量少，就像河流一样。河流的源头在哪里？在天上。人月经之水的源头在肺，肺气肃降，则诸经之水莫不服从而顺行。

现在许多女孩子身心健康，吃亏就吃亏在嘴上，话太多了，言语以减少为至宝。话多不如话少，话太多，肺气往上越，就很难降金生水。

50 腰膝酸重、低血糖及治法

问题1：请问老师肾虚湿重用什么方法调理？

问题2：老师，低血糖是什么原因呢？该怎么治疗呢？

问题3：老师好，最近一段时间总感觉左肋下不适，偶有刺痛感。做了超声检查未发现问题。

答：百种弊病，皆生于懒！肾主腰脚，腰膝酸重，应补肾升阳除湿，舌苔白腻或水滑用肾着汤，舌苔黄腻用四妙散。

所有肾虚湿重的人，都要戒久坐，在养生典籍里讲，戒饱食及卧与终日久坐。这都是懒者专利！克懒即克病！

这些都害病损寿。现在人习惯吃完饭后看电视，久坐不动,会加重腰湿。就好像一块抹布,是揉成一团放在桌上容易干,还是挂起来容易干?

当然是挂起来的,立起来气血流通生风,风能令水干,所以腰湿重的人,要多走动,戒久坐,久坐伤脾生湿也。

有位患有低血糖和低血压的患者,告诉他生姜、大枣和龙眼肉泡茶,吃了两个多月血糖和血压就升上去了,还配合了下午赤脚走路,锻炼一小时。

中医认为龙眼肉能养血补血。古代有一个延年益寿、养生保健绝佳的民间泡茶方在皇宫里广为使用。该泡茶方是将龙眼肉隔水蒸熟后,再用沸水冲泡代茶饮,能补心脾,益气血,安神志,专治心脾两虚,气血不济,导致心慌短气,失眠健忘,加上姜枣能调和营卫,以助化源,这三味药又能提高红细胞与血小板计数。

而左肋下不适刺痛感,熬夜劳累后加重,属气阴两虚,肝气郁滞。中医中的一贯煎,通过沙参补气,当归补血,麦冬补津,枸杞子补精,生地补液,再配上川楝子,行肝气之郁滞,六味药,气血津精液并调,以一味川楝子顺其性,是在南方人熬夜,耗伤气阴又生气,滞塞胁肋非常好的方子。

51 睡觉盗汗、遗精

问题1:老师好,请问最近晚上睡觉盗汗比较严重,有什么调理办法吗?

问题2:老师你好,我总是遗精,有时做梦遗精,有时不做梦也遗精,频繁遗精造成尿频、睾丸黏,怎么治疗?

答：晚上盗汗，常见的是阴虚，阴虚可以用六味地黄丸或生脉饮，补足阴液。当然还有一种情况比较常见，就是白天出汗不够，晚上又吃撑了，人每天的代谢是平衡的，你多吃了都会睡不好觉，运动少了也会睡不好觉。

我们发现众多青少年，容易手淫遗精，有两个原因，一个好吃，晚上吃得太丰富了，饱暖思淫欲；第二是懒运动，运动可以炼精化气，缺乏运动，骨骼都不够致密，精华就固摄不了。因此晚餐吃如钙，便是戒淫保精之举！

有两个招法可以直接对治手淫伤精。一个是欲往下比，像吃萝卜干咸菜，红薯稀粥，吃了清心寡欲，颜面光泽，思维灵敏。第二是德往上比，多与古圣先贤比，立一个志，马上精华就聚到头顶上去，根本不会漏精。

如果坚持一百天不漏精，天天一百个俯卧撑，炼精化气，这叫止漏增元，百日金刚，要做到这样的话，身体强壮起来就像箭一样快，如弯腰驼背变成虎背熊腰，将垂头丧气转为昂首挺胸。

52 坐卧以端正为尊贵，最尊贵端正的坐法就是双跏趺（双盘）

问：老师，您好！最近看您在答问的过程中多次推荐双盘。我也试着练了练，说来也挺令我惊讶，没有专门练过，只是您说双盘好，我就试了试，虽然需要用手硬掰，但还真能盘上，第一次就坚持了将近半小时。这估计也得益于听老师的话，一直坚持徒步和爬楼梯的原因吧。说说我双盘的感受，首先是上半身发热，出了很多汗，甚至比运动时出的汗都多，不知道这是什么原因？第二，就是两个脚在双盘20分钟以后发麻得厉害，半小时后基本上快失去知觉了，但我按老师的要求还是坚持半小时以上，但是不知道失去知觉是应该再坚持还是过一段时间就会好？对身体会有负面作用吗？还请老师具体指点一下双盘，以及分析一下双盘过程中的一些"症状"。

答：《山林要则二十条》，其中一条讲到，坐卧以端正为尊贵，而最尊贵端正的坐法就是双跏趺，也就是常说的双盘。

以前孩子入学都是席地而坐，采用盘腿的方式，这是教育坐姿的智慧。好的坐姿，有助于入定开慧！这是佛门戒定慧的启发！

盘腿有三大好处，第一节省下盘精力；第二盘成团，让人更容易团聚专注；第三降服两条腿，人的行为约束能力会提高。本身盘腿过程就是在劳其筋骨，所以一般人有感受，盘半小时运动量，不比在操场上跑一小时少。

我们中华民族行住坐卧都有威仪，这些威仪都可对治病疾，而双盘就是坐如钟，对治的就是散乱和躁动。人之修学，最忌躁。降得浮躁之气定，乃修学第一功夫！

那些能盘得住腿的人，心性功夫都在增长，像国外的稻盛和夫、松下幸之助，这些经营之神的人物，他们没有不学习中华汉唐文化里盘腿静坐的，而且把这当成定课。

而盘腿过程中出现酸麻胀痛怎么办？

一般麻可以不理，痛就要调整自己的心态和姿势，这就像磨刀一样，需要多点时间去磨，筋骨会更柔软，健康系数会更高。

有人说，腿很硬，很难盘，怎么办？

其实不是腿难盘,而是心不柔软,降伏其心,可以从降伏双腿开始,降伏双腿,也需要降伏其心,真正盘腿一小时以上,考验的已经不是筋骨的功夫,而是心性的功夫。

所谓沉住气,成大器,盘腿究竟盘不盘得住,就可以看出这个人将来能不能成器才。但同时须知念佛不在嘴,参禅不在腿。功夫在心意。达摩西来无一字,全凭心意下功夫。

53 便秘及治法

问:现代人多有便秘,是什么原因造成的?

答:心脏榨干了肠胃的津液。思则气结,气血干结,心思过重。恬淡虚无真气从之。精神内守病安从来!便秘多是生活节奏过快导致的,中医认为急火攻的是心,心与小肠相表里,心急的人,肠道津液会被榨取得很凶,加上熬夜,这样大便就干结难出。

肠道本身喜欢悠缓的生活,它的蠕动本身就是缓慢的,如果总是让它跑得快,就会累倒,动不了。

所以请按照肠道蠕动的方式来生活吧!

所以有智慧的人都懂得过一种慢生活,急生活、快生活导致的是急性炎症,如急性心肌梗死、急性胃炎、急性肝炎。天下人都因为着急而致疾病,唯慢可缓之。

临床上我们常对肝脉弦紧的人用芍药、甘草各20~30克,缓痉止痛,令肝肠放松。

同时素食很关键,粗茶淡饭,有益健康。淡饭腹中饱,万事随缘了!

54 胎位低怎么办?

问：我去医院做产检,医生说我胎位低,怎么办?

答：戒粗话,别讲低能量负能量的沮丧话与恶语。恶语伤人六月寒。胎位低,一方面应到医院妇产科做相关检查并做相应治疗;另一方面要注意饮食,阴凉寒性的食物要远离,如生冷瓜果。

要少说话,言多伤中气,中气虚则气不上举,必致下堕。

此外,孕妇以睡眠为强壮身体第一法,早睡早起,适当地锻炼很重要。还有晒太阳,阳主升,升阳可举陷,日月之华救老残,这是《黄庭经》之抗衰秘法!日晒之人,皮虽黝黑,体格日壮,脏器不易下垂!

55 什么是暴食症?

问：请问老师暴食症是怎么回事?

答：暴急为火,白虎镇之。《伤寒论》白虎汤乃治暴食如虎之神方。暴饮暴食伤的不单是脾胃,还伤心脏。《名贤集》讲,言多语失,食多伤心。

所以暴饮暴食等于暴死,许多心脏病,它的前期是胃肠病,给胃肠减负,才能让心脏舒畅。

暴食症的人,需要注意饮食不是给欲望吃的,是给健康吃的，不要搞太多美味，你就不会暴饮暴食。

财色名食睡，地狱五条根。

就是说，沉迷在财色名食睡中，是堕落病苦的根源，我们会一条条地用方法去对治。

用布施对治财迷心窍。

用运动对治声色犬马的沉迷。

用立大志对治名闻利养的执着。

用罗汉粥对治食欲的沉迷。

用死随念对治昏睡的沉迷。

这里跟大家分享一下罗汉粥对治食欲，我们经历过两年的清粥淡饭，用一个电饭锅，饭菜一起煮，天天都是一个口味，却吃得津津有味，把饭菜做得色香味俱全，需要不少人力物力钱财，当把随便煮的清粥淡饭，吃得如饮琼浆玉液，却需要功夫。

所以一个修行人为了破食欲，让自己不执著于饮食，根本不把饭菜做得香喷喷，全部混在一起煮烂煮熟，连茶水都兑进去，乍一看，完全没有色香味，用不好听的话，叫做猪槽里的食物，就这样吃上一两年，咬得住菜根，则万事可成。

所以我们并不怕这些奇难怪病，怕的是你不能立猛志，下狠心，不敢公开决意向自己恶习开炮。

在一场战斗里头，胜利果实都属于勇者，同样在跟疾病做斗争里头，胜利果实属于那些能清心寡欲，降伏其心之人。

56 前额重怎么办？

问：经常前额重，发紧，经期更甚，吹风加重，怎么回事？

答： 前额属于阳明脾胃所主，脾胃乃周身免疫力的大本营，气血发生之处，现在女性身体不好，主要是脾胃没养好，所以我们推崇脾胃论，讲究养胃五点和保脾十条。

脾胃越差的人，这些养胃保脾条例遵循得越不好。患者以为靠药物能够养护好脾胃，这都是自己缺乏正知正见的想法。

只有靠戒律和规矩，才能够养好脾胃。

有谁知道大饥、大寒、大饱、大劳、大逸，皆能伤脾；又有谁能知道过思、过怒、过急，久坐过度，口无遮拦，皆能伤脾。

这些都是保脾胃的铁戒，就是说你守住了，脾胃必好，你没守住，脾胃必差，是完全经得住实践考验的生命规律，是从《黄帝内经》里总结出来的。

一个脾胃好的人，是不怕一般风冷的，所以那些经期出现各种杂症的女性，应注意养护脾胃，则四季脾旺不受邪，《黄帝内经》如是言。

还有妇人痛经，究竟理不理，如果严重影响生活和工作，那就是病了。当然，痛经也提醒你身体气血能量不够足，是身体在发出信号，任何病症都是身体在自救，我们要读懂身体的消息。

当身体气血足，脉道又通畅，根本不会有痛症。《黄帝内经》讲，所有痛症的根源就两个，一个是气血少，一个是脉管不通。

而我们对治疾病要对治它的因，气血是从睡眠中造化出来的，所以睡觉不好的人，各类痛症会加重。

睡眠以劳动为深沉，休息以放松为踏实，劳动过后，睡眠休息,你气血会很充实,没有一个健康的人是懒汉,没有一个气血充足的人会好吃懒做。

而气血不通主要源于没有充足运动,古籍上讲,运动人身血脉流,白天运动是在畅通血脉,运动是最尊贵的修行,劳动是给身体最好的营养和最贴心的关怀,出汗是给身体最好的保养。

汗出是换脸、换皮肤、美容除病最快的方式。

夏天不适当地出汗,就是在遭罪,这点一般人是不容易领悟的,所有健康的人,他都不会讨厌太阳和汗水。

所以白天运动养阳,令经脉通畅;晚上静卧养阴,使气血充足,像手机充电那样充饱满。

57 脸色不好,怎么回事?

问:老师好!请教个问题:我注意了很长时间,看到有不少人脸上皮肤一块深一块浅,男女老小都有这种情况,我也有,这是怎么回事呢?

答:服用姜枣茶,姜助阳气,枣养血气,自可美颜,容光焕发。现在人的脸色大都蒙了一层灰暗的东西,为什么?焦虑忧郁的心,加上汗出不畅,所以没有那股活力。

人的百种弊病,皆生于懒,懒动后,一懒一切懒,气血黏滞不通,壅堵在那里,当然不好看了。所以要多运动。

只要你能走得动,你的血脉就走得动,这是铁规律,谁违背了这规律,谁就吃亏受罪,谁不愿意勤于双脚,谁的脸上气脉就不够通调。形不动则精不统,精不统则气郁。

所以天底下本没有病，气血不对流，百病丛生，气血冲和对流，万病不生。久坐长病，喜卧养疾！

所以你看到镜子里的自己，脸色晦暗时，赶紧用两条腿去匀气血吧。管住嘴，迈开腿！

运一动，少生一病痛。懒一懒，多喝药一碗！

现在人严重低估了运动给身心灵带来的健康效果，在知见上知道运动的好处，在行动上却变成懒惰的俘虏。

谁能克服懒惰，谁就能获得健康；谁被懒惰所降伏，谁就多病多痛。

58 孩子口腔溃疡反复发作，怎么回事？

问：老师您好！我女儿三岁半，最近一个多月口腔溃疡反复发作，中药西药喝了无数，脚底贴药也好多次了，好了之后过几天又发作了，真受不了。

答：食淡茹蔬，四字搞定！点点按按，头首病，医脚底板，小儿脏气清灵，一点按，气火迅速下降，好得快如箭！

小孩子口腔溃疡反复发作，要注意少吃上火之物，或肉类，多吃清淡的粥饮与素食。除此之外，还要注意多晒太阳和运动。

华佗讲，人体动摇则谷气得消，血脉流通，疾病生不了。

气血不对流，局部才会有瘀火，气血一对流，哪里有什么炎症。老师曾经多次用血府逐瘀汤治疗顽固口腔溃疡，取得良效，这也是在气血对流上用功夫。

你如果重视运动锻炼行气活血，又何苦吃那么多的活血行气药呢？

自己能够搞定的问题，为什么要轻易求助医生和药物？孩子如果养得呆滞或浮躁都是没有导引好。此乃教养病，非身体病！

大都是在体育上练得少，体育不是玩乐，它有三方面作用。

第一，提高吃苦耐劳过程。

第二，强大肌肉骨骼。

第三，让人具有勇气。

有勇气，你身体的气血管道甬道会通畅无阻，循环不息，没有勇气，就像战败的兵卒，拖着疲倦的腿，走都走不动，吓都被吓垮了。

所以真会带体育的老师，或者练体育的孩子，必定具有一颗勇敢的心。温室里养不出耐寒红梅，花盆中长不成参天巨木。

我们爬山穿越，为什么有一条原则，小风雨不理，大风雨暂避？

风吹雨打，正是树苗扎根强壮之时，你只要不排斥磨炼，你不会成为庸才，你如果喜欢上磨炼，你会成为人才。

马不跑不能至千里，刀不磨不能削铁如泥。

59 急性尿道炎

问：老师，你好。我妈妈今年五十岁，此前一直在学校食堂当厨师，受困于尿道炎很多年了。她经常说自己小便困难，甚至走路都痛。可是每次都不愿意好好治疗，宁愿拖着，熬着。我和爸爸怎么劝也没用。每当她说自己不舒服,我都好心疼,可又不知道该怎么办。

答:学习按摩,在家为父母尽孝。点点按按,病去一半。老人最关键的就是腰三角和胸十字,这两个地方堵住,心脏、肾病、脾胃病等,统统都不请自来。

急性尿道炎,尿黄赤涩痛的,用单味车前草,煎水服用有特效。

如果是慢性尿道炎,则属于体虚,暴病多实,久病多虚,所以利尿还要益气,用些通利之品,如萹蓄、瞿麦、茯苓、薏仁、石韦、泽泻,还要加黄芪,补气利水,何患疾之不愈。

为何黄芪能主痈疽久败疮,这《神农本草经》一句话悟透,可以打开一大片疾病的治疗思路。

配上脾虚则九窍不利的《黄帝内经》指导思想,把中气补足,九窍通利,就不会有慢性炎症。

所以我们常用到大剂量黄芪,配冬瓜子、薏仁、赤小豆,治疗虚胖、慢性尿道炎,或肾炎脚肿。总之属于气虚,水液推动不利的,用补气利水思路,效果都非常好。

60 输卵管不通怎么办?

问:老师好,请问我的输卵管不通,应该如何调理?

答:我们这个时代女性输卵管不通较为多见。为什么会不通,我们上次带大家去爬山开路,明明就有山路的,以前车子都可以通过,现在狭窄得人都走不过,必须带镰刀,才能劈出一条路来。

原来地上本没有路，走的人多了就有路。

地上本有路，走的人少了会变成没路。

你如果不想动手术，用刀把它劈开来，那你平时就要常走动。

地上的路跟人身体的管道、经络、脉路也是一样的，反正你不迈开腿，你的腰三角，这三岔路口肯定会堵塞；你不甩开手干活，你的胸十字，这十字路口，就会郁堵。

这就是为何我们行禅穿越，可以让绝大部分疾病减轻的道理，掌握住节奏，甩起手，迈开腿，管住嘴，心如水，愈走气血愈活，管道愈通畅。

所以通胆管，通输尿管，通输卵管，都是一个道理，你除了服药后，必须配合充足的运动，不动的话，给你修好路，这路都会再阻塞回去。所以现在很多人做手术通管后，照样吃大鱼大肉，好吃懒做，不久管又堵回去。

生活方式不改，一吨的药，也没用啊！

现在妇科疾病的治疗，关键是在女性运动意识的提高。女性不热爱运动，觉悟感不强，一辈子还要吃尽病苦，真可谓动一动，少生一病痛，懒一懒，多喝药一碗。

61 如何学习汤方

问：老师好，请问如何学习汤方，特别是关于《汤头歌诀》《方剂歌诀》《长沙方歌括》？

答：《汤头歌诀》是古代汪昂组织医家编写而成，是民间师带徒必备的方歌。

而《方剂歌诀》，是我们现代教材大纲里的方歌。

《长沙方歌括》是由张仲景《伤寒论》上的方子编成的歌诀。张仲景做过长沙太守，人称张长沙，他的方子就叫长沙方。

关于方剂方面的书籍有两本大家可以看一看。一本是王绵之的《方剂学讲稿》，还有视频，而且边看边做笔记；另外一本是《王付方剂学讲稿》。

背功练好后，就可以看这些讲解，学方剂，最好是学以致用，一方面用于临床，一方面用于教育。孔夫子讲过，不想教别人成才的人，自己很难真正成才，这叫己欲立而立人，己欲达而达人，如果说学医有条捷径，那就是学不为己用，学为利他。

62 孩子皮肤不好，长得像蛇皮，怎么调理？

问：老师您好！我女儿十二岁，双小腿皮肤长得像蛇皮，需要怎么调理？

答：肺主皮毛，肺活量大，皮肤好。那些皮肤差者，要多深呼吸与深度运动！要想皮肤好，首先睡好觉。俗话说，睡美人，觉睡不好，皮肤再好都是有限的，那种光泽肯定会不够。

有个成语叫光彩照人，一个精气神饱满的人，他的皮肤透出来的光，真是人见人喜。所谓人逢喜事精神爽，反过来也讲得通，人逢到精气神足，精神爽，心中都会快乐。气象盛，虽饥亦乐。气象衰，虽饱亦忧。

相反，精气神不足，躁动时，猫狗见了都会撒腿就跑。

所以皮肤的保养，还是要以睡觉为第一，而睡好觉，前提是干活劳动要不留力。气气归脐，寿与天齐！精乃延年药，气是续命芝。

昨天我们来一次三十公里大穿越，回来后，每个人脸色都透亮，气色非常好。

刘老师说，什么美容药，也没这次穿越效果好。

我们说，要想长时间保持这种效果，必须要养成习惯。

所谓养生养生，除了保养、摄养、养护外，还有一个重要的含义，叫养成生生不息的好习惯。

培根讲过，习惯是一种顽强而伟大的力量，它可以主宰人生。

反正哪里有病，哪里就存在不通，哪里就需要运动去疏导，全身无处不通，无处能藏得住病痛。阳气所到之处，断无生病之理！

所以皮肤的问题，看起来很疑难，那是从药物学角度上思考时，你会很费解；如果从养生学角度去修炼，那皮肤病真不是一个难治的病。

63 孩子晚上睡觉觉得膝盖不舒服，怎么回事？

问：老师，11岁的男孩，晚上睡觉前常觉得膝盖不舒服，这是怎么回事？

答：膝者筋之府，肝主筋，肝血少，则筋失荣而膝痛！我们的膝盖与腰部是承重的地方，身体形质上的过肥过胖，腰膝会发出信号，提醒你要减肥了。

另外心理压力大，腰膝部也会发出信号，告诉你要减压了。久视伤血，肝开窍于目。过度用眼，会把膝盖的津液耗干。

长期玩手机，看小说、电视，沉迷于娱乐世界，玩物丧志，膝盖疼痛也是在提醒你，精气神短缺，要节能减耗了，要注意充电了，再不充电就会造成器质性的损伤。

在岭南有一些办法，当地人用牛大力、巴戟天采来煲水，调点糖给孩子吃。你还可以去药店买些牛膝，非牛膝不过膝，吃两三次，膝盖疼痛就可减轻，甚至消失。

这些都是强腰脚，壮筋骨之品，吃了后要多去活动，就像锈迹斑斑的胶钳点油后，要反复地摇动它，就会愈摇愈灵活。

64 脑梗死后偏瘫及治法

问：多年前的脑死，留下后遗症，右边身体不能动，偏瘫。怎么治？还能恢复好吗？

答：身瘫不可怕，意瘫最可怕。无求生强烈意志，很难反败为胜，柳暗花明。偏瘫要早期介入治疗，效果才好。大多数人不是死于偏瘫，而是死于不运动，只要有一个地方能动，生命不息，运动不止。

假如左边身体偏瘫，你就用右手去锻炼，练出来的气血，它会补给左半边；左脚不能踢，你就踢右脚，右脚练出来的力量会让左脚受益；下半身不能动，你就练上半身，上半身强壮后，多余的力量会分给下半身。所以患有偏瘫的人，重点不在吃多少药，而在是否具有锻炼的意识，锻炼意识愈高，康复效果愈好。

一息尚存，运动不止，拿出在沙漠中穿越的精神，只有一个目标，不管沿途风景、环境，你才能走出大漠，峰回路转！

偏瘫也一样，只管每天运动与否，不论身体有多难受，让郁闷的情志像残花败叶那样，被流水冲走吧。《内经》云：勇者气行病愈！

昨天我们大穿越过后，孩子们不良情绪就少了，因为运动后，身心调和，郁闷消失，所以与其在卧床郁闷中死去，不如在运动吃苦出汗中活过来。

人生就两条路子，没有第三条。

65 关于运动与疾病调养的关系

问：非常感恩老师。末学请教有关运动与疾病的关系，希望能给予回答！ 1.业障病运动可以好吗？ 2.磕头（拜佛）可以代替跑步吗？ 3.失精患者如何恢复？ 很高兴能看到"一个和尚的运动人生"，一直有以上疑惑想请教，佛家不是说念佛诵经可以消业障吗，怎么又要跑步，而拜佛也是一种锻炼方式，能代替跑步吗？除了释乾道师傅，我知道吉林关长远老师也是用跑步和义务劳动治愈了许多疑难杂症，而这些也肯定有业障病，但原理是什么呢？另外，失精患者如果不跑步的话通过诵经拜佛可以治愈吗（天津爱心之家很多失精患者也是让跑步）？

答：这个问题提得非常好，运动人身血脉流，血脉通调百病消。

有两本书，《运动养生》和《健康走为上策》，讲的是坚持运动步行的惊人效果。

运动是有利于身心健康的，但是运动也讲方法，不讲方法，你吃饭会吃伤身体，读书会把身体读垮，这叫吃瞎饭，读死书。

我们在山里的暑期班，特别安排了"运动人生"，大家不是来山里旅游运动的，而是来学一种方法。

真正运动的效果是，你做完后，不是累倒了，而是周身通畅，腿脚还有余力，昨天三十公里大穿越下来，孩子们笑嘻嘻地说，好像还没走够。

为什么我们能够带出这种效果？因为我们用的是缓慢安详的走法，用的是补法。

运动也分为补法和泻法，慢补快泻，这四个字真读懂，不是说讲大话，一天五十七十公里的穿越不在话下。

所以一个人走三十五十公里，如果他觉得会累，走不了，那说明他已经丧失了生存的最基本功能，那就是走路。

他已经陷入健康危机了，没办法大穿越的人，身体已经危机四伏。古人讲，一个人活在世上，就四个动作，成也这四个动作，败也这四个动作。

你去观察，成功者跟失败者，都是在这四个动作里出现差别的，哪四个动作呢？

行、住、坐、卧。

也就是佛门里说的，四大威仪。

行如风，站如松，坐如钟，卧如弓。

而四个动作，行、住、坐、卧，行脚排第一，站禅排第二，打坐排第三，睡卧排第四。

现在许多人都是走没走样，坐没坐样，站没站样，睡没睡样，行、住、坐、卧都走样了，身体能无恙吗？

就拿行禅穿越来说，我们《山林要则二十条》中有两条专讲行禅穿越，行禅以有序为第一，穿越以安详为有功。

没有秩序，像落队的大雁，惊弓之鸟，你想要穿越上万里可能吗？那些能把人生路走得很长，尽终其天年的，走路都非常有节奏和秩序，而且很耐走。

不是他的腿比常人要好，而是他的心更能保持在平静、喜悦和缓慢的状态。

你的脚就是你的心，那些翘起二郎腿来抖，叫男抖贫，走起路来，左右倾斜，东倒西歪，这叫无精打采，这样的人，走路已经是在种下病因了。

相反每走一步，都稳健有力，缓慢安详，这样就像脚踏莲花，每走一步都是在清净身心，治疗疾病。

经过这几期办班，看到太多腰腿痛颈僵的学员们，单靠长穿越，就走出疾病，走向健康。

膝关节不利的，掌握了上乘的走法后，愈走愈灵活。有位老人惊讶地说，我走了六七十年路，听老师一讲，我才知道怎么走路，以前都走错了。

老人还有幸听闻到正确的走法，关键很多人一辈子走错了路，都不知道错在哪里，这是非常可悲、可怕的，也是可怜、可叹的。

明明身体的瘀滞和心灵的不乐，可以靠两条腿来对治，他们却不知自己身边就有法宝。

关于运动对治伤精失精的问题，只要按照方法来，效果是非常快的。

清斋淡饭，不动淫欲，再运动发汗，炼精化气，不仅不再伤精失精，身体渐渐为之饱满。

我们山里就有这些案例，让伤精的娃子通过运动锻炼，从骨瘦如柴，走向身体饱满；从弱不禁风，走向孔武有力；从斧头都抢不起来，走向大铁车都推得虎虎生风，百来斤的货物拉上山去不在话下。

我们《山林要则二十条》开篇就讲到，山林以清静为兴旺，修学以老实为稳当，我们深有体会，巧智不如拙成。

像那些进山来很聪明的人，他们念头很多，问题很多，但却很少去实做，结果出山效果还不如那些埋头踏实肯做的，可见嘴巴利，口才好，有时是你炫耀的资本，更多时候却是你修学路上最大的障碍。

当然失精有两条路可走，一是运动直接炼精化气，精就不会往下漏；二是立志，以志帅气，立志读书，树立正知正念，就是直接炼精化神。

所以我们耕田种地，是在炼精化气，读圣贤书是在炼精化神，反正水谷精微一进来，不是变为身体手脚的大力气，就是灌顶到大脑去开智慧，天天都在干这两件事，你说还有精会流掉吗？

根本不用担心邪淫的问题，你的心都没去关注沿途风景，一心只往高巅上去，那你的精气神直接上达脑桥，这叫三花聚顶，又叫聚精会神，哪会有那些没志向的烦恼和没目标的杂念呢？

人杂念纷飞，妄想多多，是没志向的表现，人生未进入状态。老师讲过，把打杂念的时间都用于干正事，把闲余琐碎的时间都回向到志向上去了。

所以刘老师很吃惊地说，怎么你们拿笔拿纸就像文人，拿斧头锯子就像工人，拿锄头镰刀就像农民，拿粉笔黑板就像教师，拿锅盖锅铲就像厨师，拿棍子帽子就像军官……

我们笑笑说，这是被逼出来的，你想要培养杰出的人才，首先你自己要先立个榜样，方方面面都来得，你才能起到带动的效果。

刘老师说，我真不明白你那几十本书是怎么写出来的？我来这里以为你们起码是六七十岁的老头，没想到六个人年龄加起来还不老。

我们说，文章我们是用闲余时间写的，人与人的差别就在闲余时间，这是哈佛大学研究出来的重要成才规律。

我们办班期间，闲碎的空档，比如餐前饭后，中途休息，或者劳动后小憩，这些看似只有十分钟二十分钟，我们立马就用这时间，答几条疑惑，写一篇文章。

真正写作，不应该是趴在桌子上，把所有东西准备好才开始，应该是随时随处都进入写作状态。

放下锄头，打开电脑，就立马可以书写，完全不需要任何时间去过渡，这是真正珍惜时间，善用闲余时间的表现。

所以你如果有志向了，以志帅气，哪会有这些失精邪淫，低俗的烦恼啊！

你所有的烦恼问题，都在这里：如何把人培养成才，教孩子的学问是什么？身心健康的关键在哪里？怎样把弱不禁风的人练得孔武有力？如何让病快快的人龙精虎猛？

这在我们行禅穿越，运动养生里都会讲到，这期我们总结出行禅穿越七字诀——止语止念一条线。

没有多余的闲话，你的力量会很强大。

不起无志气的杂念烦恼，你的成就会很高。

保持整体一条线，你将来不是最好的团队建设者，也是极佳的领导。

真正的运动要领，就是那么几句话，稍微掌握一下，反复去练，正如我们常说的，简单的事情重复地做，是在练功夫，重复的事情开心地做，那就是高手了。

告诉大家，进山来，你不想成为高手，就别进来，山里只欢迎高手，所有的都是高手过招。

山里没有庸手，留下来的都是高手，经得住考验的，都非凡人。

66 尺脉弦长、嘴唇发紫、牙齿麻木、子宫脱垂、大小肾等，是怎么回事？

问题1：尺脉弦长是什么问题？

问题2：请教老师能不能讲讲嘴唇发紫是怎么回事？

问题3：牙齿麻木的原因是什么？

问题4：老师你好，我怀孕期间患了子宫脱垂，不知道是该顺产还是剖腹产？

问题5：患有大小肾怎么办？

答：尺脉弦长有力根底足。中医讲，有力无力辨虚实，实有两层义，一种是精气神壮实；另一种是痰饮水湿，火邪壅盛。

精气神足的是好事，邪实壅盛的就要用泻法疏导，总之尺脉是人的根底。《难经》上讲，脉之有尺，如同树之有根，枝叶虽枯落，根本将自生。

这是说，人有尺脉，就像树有根，即使你病重受伤，当尺脉还有力量，还会慢慢恢复过来。

我们发现让尺脉有力的办法，就是强壮腰脚。强壮腰脚有动功和静功之别，动功就是行脚，一二十公里走下来，你不会觉得疲倦，说明你肾中根底不错。

第二种方法是打坐，属于静功，盘腿练骨，尺脉主骨，通过拉筋练骨，可以强壮尺脉，古人设计出打坐来修身炼性，是很符合天地之道的，属于一种封藏固肾之象。

所以肾虚精亏的人，通过打坐可以助封藏。

嘴唇发紫，大都属于肝郁脾滞，心血脉流动障碍，尤其是久坐熬夜，思虑过度的人，容易造成这种瘀血体质。

人体嘴唇是脾胃的窗口，脾胃主运化，嘴唇乌暗了，说明脾胃里败精死血累积增多，这时赶紧要动起来。

现在人嘴唇偏乌暗，还跟食物中毒分不开关系。慢性的食物毒素累积，农药化肥、重金属，压在身体里而代谢不出去，就会通过嘴唇的颜色显现出来。总而言之，提高脾胃新陈代谢能力才是出路。

养脾胃最好的办法，莫过于管住嘴，迈开腿。

管住嘴是少荤多素七分饱，迈开腿是阳光底下常散步。

现在人最缺乏的是过一种自然原生态的丛林生活。所谓物极必反，人在大都市郁久了，像关在笼子里的鸟雀一样，必定会精神憔悴，疲倦不堪。一旦鸟雀放归深林，跟天地合一，就会焕发出不可思议的生机。

而像牙齿麻木、子宫脱垂，还有大小肾，看似是肾主生殖，肾主骨的问题，都是一个生机受到抑郁了。

绝大多数人都像是关在笼子里的鸟雀，或是处在精神牢笼里的鸡鸭，心灵没有放飞过，身体如何能畅达。

有学员说，在这山里那么多疾病问题，都可以转变过来，你们赶紧办一个山林疗养院吧，或者山林学校，我们来投资建设。

我们笑笑说，我们只做CPU，关于硬件方面，大家全国各地都可以准备，只要有农场接地气，有山林、有田园，有足够多的山路，那么就可以办山林班，山林班真是人生至高的享受。

你的许多烦恼和问题，在大自然里，就像一泡臭屎中的臭气一样，很快就被内化转换掉。所谓的疑难杂病，转为健康，看似奇迹，实也平常啊，关键是你有没有心想换一种生活方式。

想由笼养鸡变为走地鸡，想由终日饱食足衣变为粗食淡饭，想由每天关在房子里玩电脑手机变为一天一半的时间习劳，挥汗如雨，热火朝天，想由熬夜苦战变为日落而息，那么告诉你，你可以进山来，而且你将获得人生很难得的幸福。

所谓的疾病在正当的生活规律面前，都是毫无招架能力的。

67 小儿积食发热

问题1：尊敬的两位老师好，学生想请问，老师讲过乾道师父跑山跑到裤子都湿了，还讲过大汗亡阳，微汗养阳，这两者之间是怎样区别把握的？感恩老师。

问题2：老师你好！从天涯上看到你的帖子，我家小孩基本一个月发烧一次，生病之前都会有肚子胀气，不知道怎么办。因为之前有过高热惊厥，家人害怕所以一发热就吃退热药，感觉老是反复，平时容易上火便秘，今天又是突然夜里发热，不想打点滴，但是发热又害怕，能不能给个方子？

答：食积不可怕，无休止的欲望最可怕，美食不是敌人，不加节制的欲望才是敌人。人会有病都是有劣习，改一种劣习就改一种恶病。世界上没有改不了的疾病，只有改不了的恶习。

一味鸡屎藤磨粉冲服，治小儿食积特效。

小儿食积发热，用二丑粉，效果也非常好。

如果要图省事，也可直接到药店里抓焦三仙，即山楂、神曲和麦芽，再放大黄5克，煎汤代茶饮，消食化积，通腑退热，则叫三仙将军饮。

以前在宫廷里会用到这个茶饮方，因为宫廷里那些官贵皇子大都饭来张口，衣来伸手，有天下最好吃的东西，稍微不懂得克制就会吃伤脾胃，食积化热。

而当今时代，饮食丰富程度有过于古代地主与贵富之人，基本上家家都有吃伤脾胃的娃子或大人。

而广告里相关的健脾胃消食的药，也卖得很火。大家想想，能否有一种最好的消食药，保证你将来不食积的呢？这是不可能的。

食积不可怕，无休止的欲望最可怕，美食不是敌人，不加节制的欲望才是敌人。

为何我们办山林班的时候，严格要求大家别带零食进来。带了零食不吃主食，你身体就没办法真正强大，感受不到一日三餐，一生平安的喜乐。

这次有几个孩子，没带零食，胃口大得很，能喝三碗粥，而且是大碗，肚腹一打开，身体的脏垢就往外排，咳痰口臭、眼红疲倦的亚健康状态几天就转过来了。

所以不怕疾病凶，看你手腕强不强。

你敢严于律己，不沾零食，日出而作，日落而息，那普通的疾病，真的拿你没办法了。

所谓苍蝇不叮无缝的蛋，疾病不上没有恶习之人的身体。

如果进山来,你只求一两个食积方,那你不用进来;如果你想一辈子都没有食积发热,有这等高远气概,那欢迎你进山来。

因为在山里,都是在因地上改变的,因地不真,果招迂曲,人会有病都是有劣习,改一种劣习就改一种恶病。

而运动锻炼应该循序渐进,汗为心之液,大汗伤阳,在你身体还没有足够强壮之前,最好用微汗法锻炼身体。像我们徒步穿越,三十公里下来,连七八岁小女孩都可以走得完。

而且回来后还高兴地说,怎么还没走过瘾,还想再走。

大家看,如果用急行军,不要说三十公里,三公里就可能把你累趴下。

我们运动锻炼,不管汗出多少,关键是要看最后疗效,你运动完后,有没有觉得精气神充满,意犹未尽。

腿脚轻健,有的话,说明你这种运动能养生,效果不错,没有的话,就要好好调整速度、呼吸和运动方式了。

关于大运动,极穿越,那种热火朝天、挥汗如雨的场景,必须经过千百回训练后,才可以进行。

所以普通人,用行禅的方式来运动,几天就见效果;对于体能好的,可以用跑步或负重的方式来穿越,达到大通极通的效果,穿越完后,感受筋骨脏腑里无比通畅,松软。

像这些境界,也只有循序渐进的人才能够慢慢体验到,而不是一下子就搞个大汗淋漓,上气接不了下气。

68 孩子总喜欢眨眼睛怎么办?

问:老师好,我儿子6岁,最近老是喜欢眨眼睛是怎么回事？

答：木主动摇，土为牢固。土气不足必躁动。节饮食，戒游戏，远寒凉，寡思虑。这四条乃培土固木之养生。《中医基础理论》讲，风者，善行而数变。

这个眨眼是风木动摇之象，风木为什么会动摇？有两种原因。

一种是风大木摇，另一种是土虚木不牢。又叫血虚风动。我们在山林里，这一期集中两个下午去种红薯。

为什么红薯苗插在地里头要用锄头摁紧？因为随后暴风雨一来就不会被拔出土外，所以种庄稼的老农都知道，根深土厚，不怕暴风雨摇晃。

现在孩子风木容易动摇，表现为眨眼、手抖或好动，一是经常玩电子游戏，令人紧张躁动不安的东西多了。另一个是吃伤了脾胃，土虚则木摇啊！

所以很简单，这期有些娃子进山来时，躁动不安，拿瓶掉瓶，拿竹竿掉竹竿，甚至走路都会踢到脚，放碗筷也会失手，这都是风动之象。

怎么办？我们通过行禅穿越，用缓慢的节奏来养脾土。大家都知道脾胃很重要，但不知道靠什么方法把脾胃养好。

我们要明白脾的习性是什么？脾为中央土，整个消化道蠕动食物，像老牛耕田一样，缓慢安详，绝不会像心脏那样跳动。

如果用养心脏的方法指挥脾胃，那脾胃就会累垮，现在很多人脾胃就是这样累坏的。

快节奏的生活，三分钟就吃完饭，很伤脾胃，所以太极为什么那么流行，唯慢能养脾啊！

结果，我们用打太极的速度来穿越行禅，称之为太极禅，结果孩子们没有一个走不完三十公里的，而且走完后还神清气爽，意犹未尽。

可见不是现在孩子体质不行，而是我们没有用一种好的方法去引导，像消化道蠕动那么悠缓，那你的脾胃会很好。

我们看蠕动的蠕字有个虫字旁，大家去观察那些虫子，就知道它们是怎么走路的。

天地万象皆为我师，养好脾胃从安详步行开始，结果七天下来，我们没再听到掉筷子的声音，丢竹竿的声音，也没听到洗完碗后碰碗的声音，此行禅悠缓之功也，孩子们躁气的降伏靠的就是这个"缓"字。

《黄帝内经》讲，阳气者，静则神藏，躁则消亡。

身体这些阳气怎么养护呢？你缓慢安静地行禅，它是一种生阳气的办法，你慌不择路地走，是在消耗阳气。

有人说，老师啊，我这个关节炎，能不能走路啊？

一听他这样问，就知道他是个外行，内行人应该这样问，老师我这个关节炎腰膝痛，用什么方法可以把它走没掉？

这是有智慧的问法，是有主观能动性的思维方法。

一种好的思维方法胜过十付良药，你相信安详地走路，能制服躁扰的风动之象吗？

古人讲，安禅制毒龙。

安详地禅步，可以让躁动的贪嗔痴三毒之龙得到降伏。所以会走路的人，每走一步都是在补，真正的健走，愈走愈健康。

不会走路的人，歪七扭八，没走多远就喊累，这是不得要领。

老师以前看我们在抄方时，让我们要端正姿势，把脉时让我们要正对患者，因为姿势不对，永远难修成正果，做人做事，先要做好这个架势。

大家看，现在人叫走没走样，坐没坐样，设计的很多家具椅子，都是精气神颓废的样子；我们看古代的龙椅，还有板凳，都是精气神十足的设计方法。

所以要一个家庭人精气神足，从他的家具，还有家人的坐相、走相，就可以练出来。

69 关于脏腑别通理论

问：我对脏腑别通理论理解不了，请老师讲解一下。

答：脏腑别通理论，最能体现中医整体观的理论。我们在《药性赋白话讲记》里讲了不少，大家可以去看一下。

肝与大肠相别通，大柴胡汤用大黄通肠，能解肝压，降肝毒。

肺与膀胱相别通，车前草利膀胱，能够治疗大叶性肺炎咳喘痰多。

心与胆相别通，温胆汤降胆胃之气，能够治疗心包痰浊壅盛，心悸怔忡。

脾与小肠相别通，麻子仁丸，又名脾约丸，通过润通小肠，能让脾脏动力恢复。

肾与三焦相别通，一味茯苓饮，通利三焦水湿，能令肾之毛发增长。故曰：

心胆相通肝大肠，脾通小肠肺膀胱。

肾与三焦相连属，五脏五腑互推详。

70　春天和夏天倒苗的草药有哪些？

问：老师您好！请问什么药在春天和夏天里倒苗？

答：夏天倒苗的药有半夏、天南星、夏枯草、泽漆、天葵子、夏天无、荠菜。这些用于治疗癌症应该有效。

观察春夏天倒苗的夏枯草，可以用它枯落掉疾病，像古人观察月季花脱落之象，用来顺月经，创造脱花煎。民间草医看到桃子未成熟，被虫子蛀掉，脱落在地上，干瘪之象，取其象，用来治疗食管癌，食管阻塞，令包块枯萎干瘪。

当然中医讲，推陈出新，我们可以看倒苗枯落之象，用它来凋零疾病，也可以看最富有生机的，如春天柴胡、蒲公英，取其少阳之气，来条达人体气机，当你生机勃勃的时候，疾病是奈何不了你的。

所以为何我们山林生活班要选择在十万大山包绕的丛林里，你只要在这里，二十四小时都在补充生机，干起活来真是乐此不疲，并没有疲累之感，这是生机勃发的体现。同时，古人讲，宁可少吃一碗饭，做房子也要朝东南！东南乃阳气升旺木火之处，诸多新鲜事物灵感想法在此生发。

中医讲，地灵人杰，找到富有生机的地场，你写作办班治病疗养的效果真是不同凡响。

71 大船搁浅的启示：身体的包块积聚垃圾如何清走

问：老师您好！今天体检查出我的甲状腺一度肿大，乳腺有一个小囊肿，医生说这些都是小问题，不用处理，先观察。请问老师我日常生活中要注意什么吗？

答：好话不须多，同样好话也不嫌多！答疑解惑，时常会长篇大论，并非婆婆妈妈，实乃好言不厌百回讲！张仲景的《伤寒论》讲，大气一转，其病乃散。不管是瘀血体质，还是结节包块，或顽固的骨刺增生，满身的脂肪瘤结，在中医看来，它们都是肝气郁结在不同地方的产物。

脖子上的小结节，乳房的小包块，乃至子宫肌瘤，脚部骨刺，从头到脚不同地方的病变，从医学角度来看要辨证论治，从养生学角度来看只需一气周流。

古代医家讲，脏腑五行生克，皆是虚象，唯一气流通，方是真机。

我们早上做早课做到《名贤集》，里面有句话，叫三人同行，必有我师。老师跟我们讲，如果只以人为师，那格局太小了，那该怎么办？要以天地万物为师，心包太虚，量周沙界。真的好学弟子，只需要碰到境缘，就能提升境界。

有人说，境缘有好坏啊，怎么学呢？

境缘无美丑，美丑起于心！

好的境缘是我的法师，不好的境缘是我的戒师。

好的境缘我学习，它是我的法师。

不好的境缘，我引以为戒，它是我的戒师。

这叫会转没恶境、会化无逆缘。

这样在顺逆境、善恶缘中，我都在进步。

没有郁结，就没有疾苦，不断进步，就在不断提高寿康指数，那些癌病受罪的人，都是在各种境缘之中转不过来的人。

大家别以为我们山林体验班，仅仅只是游山玩水，你如果会学，在大自然穿行中，你就学到微妙甚深的医道。

比如看到山被云雾包绕，我们那天爬上大地，大家在云里雾里，十米以外都看不清晰，突然一阵风过来，不到一分钟，云雾被吹散，显山露水，所有阻结水气都被刷新，山色进入眼帘。

正如《黄帝内经》讲，若风之吹云，明乎，若见苍天！

我们马上领会到，气行病愈的道理，像这些痰湿瘀血包裹身体，你先要让气机转动起来。气滞是因，包块瘤积是果。

大家在惊呼这阵风的神奇之余，有没有想过身体气血贯通后百病消除的奇迹呢？

我们能否想到十六味流气饮或五积散，通过对流气血精津液，让百病消除的道理。这时你会明白为什么一首五积散房上不喊房下喊的道理，真的悟透了，你不需要十八班武艺样样学过，只需要把一件武艺练透。逍遥散、柴胡疏肝散、一贯煎、金铃子散和五积散，它们的效果也很好。

我们沿着石溪漂流，溯源而上，发现这石溪怎么这么干净，原来发过大水，一点垃圾你也看不着啊！统统被冲跑了。

《黄帝内经》讲，我们人体的血脉就像江河，你不让血脉发大水，一个塑料袋都冲不走；你让血脉奔腾发大水，所有的郁结阻塞统统被冲走。

这叫运动人身血脉流，你脖子、胸胁、小腹、腿脚上的包结,那不过就像河流上游、中游、下游停留的垃圾和塑料袋而已,它们只是不同地方的产物。

水不大,不足以把它们冲刷。你肺活量不够大,运动量不足,血脉狭窄,血流量小,就不能够将积滞包块搬运出体外,这是很浅显的道理。

我们看纤夫拉纤,就能领悟到治病之理。河底水少,大船都会搁浅,走不动,那就是河流的包块,任你纤夫使多大力,也很难拉动。

人体血气不足,小结节、包块就像搁浅在三焦管道的船只而已,有大船、有小船,有搁浅一时的,有搁浅一辈子的,只要你河流水不足,它就会长时间搁浅在那里,甚至腐烂废弃,阻塞河道,障碍往来船只。

所以解决的办法没有其他,只有让身体气血精津液充盈。

这就是大船搁浅的启示。

孙思邈说,观察气血精津液盈虚通滞之理,治病之大要了然于胸矣。

所以我们表面上带大家游山玩水,看云雾,观流水,聪明的学员他已经能够领悟到养生愈病的天地大道,他会热爱上运动人身血脉流的状态,他会喜欢上出汗喷汗的感觉,他会坚持赤脚穿越徒步,这一切都是我们身体血脉喷流的需要。

有人说,我以前一干活就头痛,一着急紧张就干不了活,怎么在山里,连续干下来,都不痛,也不着急紧张了?

我们说,大山既有疗愈的功能,此其一也,又有无我利他的付出,让你心胸血脉无比放松顺畅,仅凭这两点,把疾病连根都粉碎,绰绰有余也。

山林体验你所获得的不单是头痛的疗愈,更长远的是身心无比的舒畅跟喜悦感,这是气血畅通过后的畅快。

畅快这个词是有因果的，气血畅通为因，喜悦快乐是果。

所以我们小穿越、中穿越、大穿越，层层推进，目的是让我们身体从皮毛的小通微通，到肌肉血脉的中通，再到筋骨脏腑的大通强通，最后练到从头到脚的极通。

凡身体有病之处，皆气脉不能通，气脉通达之所，断无生病之理，河流狭窄拐弯处，容易阻塞，人体气脉郁结处容易长病块。

比如脖子、乳房、子宫、少腹，一生气都是这些狭窄之处先存住。怨恨气会留在肚腹，这叫一肚子怨气；委屈，气会留在乳房和胃；忿怒，气会留在脖子，这叫气得脸红脖子粗。

熬夜后身体的体液被熬干，百脉流量变少，输液时找血管都找不到，就像河流搁浅，一个垃圾袋都冲不掉，那么各种脂肪瘤、包块积聚就逐渐增多。

所以可怕的不是积聚包块，而是气血流量变小了。

病人畏果，医生畏因。

因地修改，果位乃改。

因地不正，果位必歪。

像半夏厚朴汤为何能治咽喉脖子瘤结，逍遥散何以能消胸胁包块，少腹逐瘀汤、桂枝茯苓丸为什么能去腹内肌瘤，这都源于它们能集中药力，使局部气血对流，这叫气血冲和，百病不生，一有郁结，诸疾生焉。

72 怎么走路不会脚跟痛？

问：老师您好！您曾提到肾虚湿重可导致脚跟痛。请问怎样走路才能不痛呢？

答：口诀是：眉间松，展慧中，面微笑，心从容！我们暑期第二期为什么要办运动人生班，夏天是运动最好的时候，天地河流都在发大水，你的血脉也在涨潮，一旦膨胀，血量充沛，经络气足，那股奔腾不息之势足以把所有郁结病气冲散到九霄云外去。这叫冬病夏治，冬天所有留伏的郁结都可以通过夏天发大水冲走。

所以夏天不运动吃大亏，现在人大都吃了不运动的大亏，不仅不运动，还要吹空调，包块愈吹愈大，愈运动就愈化。

疾病都喜欢那些懒动没劲的人，河流船只搁浅，都是因为水少，人体病气停留都是因为力量变小了。

所以运动人生，先把你的力练出来。我们每天晨起第一要做的功课，除了做蒙学外，就是练力。把练力当成一辈子功课，你将不需要用半生的积蓄去吃药，疾病都是欺软怕硬的。

软是软绵绵没力，硬是强壮有力，明白这些道理，你再去锻炼养生，那都是轻而易举的事了，所获的利益，不可思议。

至于如何走出疾病，走向健康，什么样的走法最有利于把疾病走掉，这都需要因人而讲，现场操作示范，行禅前导引。

很快几个傍晚，我们就能够让走不了几公里的人，走得了几十公里。

当你愈来愈能走时，你身体健康系数就愈来愈高了，当你愈走愈轻松的时候，你的病苦就愈来愈少了。

单纯走路，穿越行禅，这张山林体验生活的招牌菜，你学到了，都不虚此行。

所以我们会花五个晚上的时间，练止语止念一条线的行禅穿越方法，每个人练到安详平稳后，立马可以挑战三四十公里的大穿越，而且回来后你绝对不是疲劳趴下，而是意犹未尽，还想再来一场。

像这种可持续发展的运动才是真正健康的运动。

所有运动你如果累得气喘吁吁，不行的，都不是长久之计。总之，合道而动，缓慢而精进，放松而又警觉，全力以赴而毫不紧张！

73 弱听或声音嘶哑是怎么回事？

问题1：老师好！我女儿在读中学时耳朵就弱听了，到几个医院检查说是神经性耳弱听，经过几年治疗，现在二十几岁了也不见好转，恳请指教中医有什么方法治疗吗？

问题2：老师您好！我说话声音不够清晰响亮，总是有些沙哑，打电话时同学和朋友都和我说我的声音不太好，有点像女生说话，请问老师这是什么情况？有什么好的方法可以治愈吗？

答：《黄帝内经》讲，头痛耳鸣，九窍不利，肠胃之所生也。

九窍，包括五官七窍，前后二阴，这些关窍不够灵敏，多多少少跟脾胃相关，土生万物，各个组织都靠脾胃去供养灌溉。

古医家讲，万病不愈，必求之于脾胃，方得治愈。

眼花耳鸣，鼻塞，声音不够洪亮，都需要在根源上提升中气的力量。我们这时代，从小至老，脾胃都伤得比较重。

不懂养生，开口动手，举手投足，都在伤脾胃，何以见得。就拿我们这期山林班来说，刚开始郭峰老师先带三个娃子进来。

大家在溪边建造洗衣台，有位潮汕的商人经过，笑笑说，他走南闯北这么多年，还没见过如此奢侈的厕所和洗衣台，厕所冲水用的是山泉水，洗衣台洗衣服用的也是山泉水。

孩子们干累了，捧起山泉水就喝。

我们跟郭峰老师在旁边看，偷着乐，为什么？因为准备给孩子上一堂课，这堂课叫贪凉饮冷的代价。

这堂贪凉饮冷代价的课，是让孩子亲自去实证，我们知道山泉水只能喝到三口，当你嘴上讲给孩子，孩子未必能听懂，就让孩子先肚子痛吧！

果然一肚子凉水下去，爬山时孩子肚子就痛。

我们笑笑跟孩子讲，渴必热饮，饮必三口。

随手将准备好的藿香正气水，一个孩子一瓶，肚子就不痛了。

还有一个孩子，刚好藿香正气水没有了，郭峰老师看到旁边有山苍树，就将山苍树的叶子嚼烂，敷在孩子肚脐上。

《草药歌诀》讲，辛温芳香能定痛。

没几分钟，孩子肚子就不痛了，又笑着奔跑起来。他们现在喝水都明白，再想喝凉饮解渴，都会控制在三口，脾胃刚刚能消受。

郭峰老师笑着说，我要的就是这效果，没有问题，就没有成长的空间，我们允许孩子出现问题，但我们也要把解决问题的方法教给孩子，让他们自己去明白，什么行为就会有什么结果。

贪凉饮冷就会有肚子痛的结果，肚子痛了就会鼻塞，会腿发沉走不动，会脚软手软。

我们并不害怕病痛，因为我们有方法，在问题面前，学习方法是最快速的，孩子马上就懂得藿香正气水能治伤寒饮冷和腹中痛，山苍叶嚼烂敷肚脐能治肚子痛。这种教法，教一次管一辈子，这样才能达到"吃一堑长一智"的效果。

所以那些不懂得饮水之道的人，你每天喝水都在伤身体。

中医是实证的医学，每一个医理方药都可以在现实生活中得到印证，只有那些长期脾胃备受打击，伤痕累累的人，疑难杂病才难以治愈。

下午我们大家去开荒种地，一大群人雄起起气昂昂，正逢山里的黄皮果成熟。黄皮果酸甘止渴生津，消食开胃，少量地吃可以解渴，令胃口开，大量地吃却会伤胃。

有位老寿星，人家问他，你怎么能活得这么大年纪，身体还这么好？

老寿星笑笑说，我没有什么秘招，就是好吃不多吃。

这句话讲得太妙了，好吃的东西从不让自己吃撑吃伤，脾胃伤百病起，脾胃安百病息。

现在孩子大都喜欢吃水果，家长也以为水果对孩子身体好。凡事都有一个度，你运动少，就要少吃，你阳气不够，就不要贪多。不要以为你吃了一口水果，当你阳气少时，其实是水果吃了你一口阳气。

所以孩子吃到这么好吃的黄皮果，饥不择食，想要一下子吃个饱。我们马上笑笑跟孩子讲，贪嘴会肚子痛，五到七颗刚刚好。

有个孩子没有听到，多吃了几十颗，马上就闹肚子。这就是知识的力量，是养生的智慧，他们一辈子都记得。

所以对于有智慧的人来说，他们失败了也在成长，受挫折痛苦了，反省吸取教训也在提高，就连生病也在长智慧，出问题也在提升见识。关键是你要在出问题的点上给孩子教育，让孩子每出现一个问题都能长一点智慧，这是真正中医高妙之处。

还有上一次大穿越,几十个人浩浩荡荡,回来的路上刚好下起雨,我们被淋湿了,不怕,因为我们回家后马上就有热腾腾的姜枣茶。

几乎所有的孩子都喝了姜枣茶,只有一个孩子嫌太辣喝不下。第二天其他孩子都没事,就那个没喝姜枣茶的孩子有点感冒,疲倦不舒适。

再让她喝姜枣茶和生脉饮,下午就好了。刘老师惊讶地说,真如老师们所讲的那样,就那个没喝的出问题。

我们笑笑说,这就是我们在老师那里学来的经验,用什么都买不到的宝贵经验。淋完雨后回来一定要喝一碗热腾腾的姜枣茶,老了少得风湿关节痛,平时也少感冒鼻塞。

我们跟老师入山采药,山泉水都是清冷的,回来后就熬姜枣茶,每人一碗,脾胃温,四肢暖,寒气散,身体安。

所以从来都没感到手脚会有什么痹痛,反而因为挖草药锻炼,再用姜枣茶将气血能量一补,身体更壮。

为何有人干活后身体会累,有人干活后反而更强壮,这与你懂不懂一些中医养生茶饮方有关。

想要身体壮很简单,我们干活后有黄芪姜枣茶,有党参姜枣茶,能够益力气,除湿气。这些小小泡茶方,在劳动锻炼后,效果不同凡响,你如果没有劳动,拉通筋骨,用这些泡茶方,效果都不够高。

我们劳动锻炼后,即使喝一碗热腾腾的小米稀饭,拌点红糖,都身体强壮,力量无穷。

所以这时代,已经不是专业药物的时代,必定是养生锻炼,结合饮食疗法的时代,我们可以轻巧地用小小的泡茶方,配合锻炼,把疾病拿下来。

现在很多人都不知道自己得了空调病，也不知如何化解；晚上受凉后，不知道第二天如何排寒；淋完雨后以为没事，不知道埋下了病根子；运动出汗后，衣服没有及时换，寒湿反吸进皮肤，也不知道如何排解……这些小病不除，乃大病之母，小草不拔，最后会伤了庄稼。

所有看似疑难复杂的大问题，都是由于无数这些生活小细节出问题，累积而成。古人讲，不矜细行，终累大德。

你不在这些细小的行为方式上下功夫，即使有五福临门的资质，最后也会被你挥霍一空。

关于哪些细小生活点要注意，我们有两本书，《告诉你疾病真相》和《万病之源》，大家可以仔细读一读。

因为这是站在源头上植树造林，而不是问题出现了在下游抗洪抢险。孩子是祖国的幼苗，大家来参加山林班，就要学习如何让幼苗们懂得在源头上植树造林，前人种树，后人乘凉，从小开始普及中医养生，终身受益。

74 掉头发，嗜睡，夏天时的痒疹

问题1：老师，我这半年一直坚持少荤多素和运动，但是最近头发掉很多，头晕嗜睡，睡不醒，睡觉也不解乏，请问我该怎么办？

问题2：老师你好！请问夏天皮肤上起一团一团的疹子还发痒是怎么回事？应该怎么治疗？

答：我们《山林要则》上讲到，睡眠以劳动为深沉，休息以放松为踏实。

穿越观音山回来后，陆老师脚再痛，她都坚持不穿鞋。

我们问她，为什么呢？

她说，劳动劳累到极处，睡眠会更好。

《清静经》讲，动者静之基，你没有充足的运动量，想要静卧睡得香很难。

我们白天所有的功课都是回向到晚上那一个安稳觉，黄金满担，不如一觉深沉到天亮。

那种精气神饱满发出来的快乐，远远不是普通金钱快乐所能比拟的。这一期浩浩荡荡，三四十人，大家很奇怪，怎么干活都那么积极？

我们笑笑说，这里是个宝地，纯天然大氧吧，你用一分力，大自然还给你两分力。

确实，脑力劳动，需要靠体力劳动来平衡，长期过度用脑后，你想要休息恢复精气神，很不容易，除非挥起锄头，挥汗如雨。

在山林里，别的不说，一定得保证饭香、觉沉。健康很简单，你的食欲很强，但却不吃撑。你的睡眠很深，却不睡懒觉。

你干活很勇猛，却不会过度，这几个最基本的常识，无过无不及就是中医养生。

养生很简单，就是养这种返璞归真的生活习惯。今天我们有幸请来了当地一位很厉害的草医。

这位草医名叫刘济勇，他正在整理凤阳派系的草医传承经验，他父亲正把毕生的经验传给他。

我们请他来山里给大家分享识草药的课程，大家才走几百米的水路，刘老师笑着说，已经有上百种草药了。

我们边走边采，放在包里，回龙山书院后，刘老师细心地跟大家讲解草药，并答疑解惑，让每个进山来的学员都能学到一两招草药常识，在对治常见的感冒发热，肚子痛有把握。

就那皮肤夏天湿疹瘙痒的常用外洗方，随便这龙山书院周围百米以内就可以备齐特效药草，如樟树枝、葫芦茶、一包针等。

正好山里有些孩子在草丛里被草刮得瘙痒，还有的孩子夏天长一些湿疹湿疮，刘老师笑笑说，这药草熬了洗就好。

当然还有退热的白花蛇舌草和积雪草，这两味药捣烂，榨出新鲜的汁来，加蜂蜜后直接服用，退热效果显著。39℃以上的高热，要用这种新鲜的生草，干的或者煮水的效果都没有那么好。

这是草医在民间之所以有生命力的原因，简验便廉，既不用花什么钱，效果又奇特，而且副作用少。

为什么天边山脚，随便一把草能解决的问题，却要那么辛苦地去吃那么多苦药呢？

大家看到没有，民间草医有个特点，他们一根针一把草，用的是新鲜的草，有它独到之处，鲜草药本来生命力就很强。

古代的大医孙思邈，人称药王，他寄语后世学医的学子，要养成自己上山采药的能力。

上山采药有五大好处。

第一，能用到野生的药材。

第二，能用到新鲜的药材。

第三，能用到真药。

第四，在采药过程中，翻山越岭，穿越徒步，强健了体魄。

第五，药材生长的地方，其形状和颜色，亲眼看过后，对药物的功效会掌握得更透彻。

刘老师讲，有许多药物功效，药书根本没有完全讲透，而且也讲不透，因为药材的潜能就像人的潜能那样，是开发不完的。

一听这句话，我们就知道，刘老师在草药方面的造诣相当深厚，为什么三十多岁的人，却有深厚的草药底蕴。世间佳句民间出，天下好方书载尽。

两个字——传承。师承太重要了，老师给你的东西，未必是老师独创，可能是千百年来先贤留下的……

75 牙齿变黄、牙根脓包、口热、牙龈出血

问题1：老师您好，请问是什么原因导致牙齿变黄？在中医里用什么药物可以淡化黄牙齿的颜色呢？

问题2：牙再植后，牙根外面有发炎脓包怎么办？中药消炎是什么原理？吃复方鱼腥草片有用吗？牙医都喜欢把牙神经摘除，而不肯开消炎药。

问题3：老师，请问口腔里热，饮酒过后和熬夜时尤其严重，刷牙和咬硬东西时牙龈出血。这是什么原因导致的？怎样治疗？

答：面口合谷收，口腔问题皆可从按摩合谷、开四关中得到舒解！《黄帝内经》认为，脾胃开窍于口，所有口腔的问题都归脾胃统管，脾主升清，胃主降浊，口苦口臭口干口黄浊，就要降胆胃，是上热下排。

前几个月，一个口苦口臭大半年的老人家，一旦吃红白喜事后就加重，饮食肥甘厚腻加重了，就需要清理肠腑。

我们就用小柴胡汤加大黄、龙胆草、牡蛎，三剂下去，口臭没再发生过。

为什么呢？因为他两边关脉弦数有力，用小柴胡汤解其脉弦，大黄、龙胆草、牡蛎降其脉数，这样浊阴归六腑，没有沉渣泛起，就没有臭气了。

当然还有一种更简单的方法，这是郭峰老师草医传承的良方，就是一味狗舌草。为什么叫狗舌草？因为它吃下去，能够让舌头垢腻臭浊退走。而在我们当地又叫葫芦茶，在一些红白喜事场面，经常有人暴饮暴食，肠胃堵塞，小便黄赤，口中臭浊，这样既痛苦，又不能干活，怎么办？村民们都知道用葫芦茶熬水，能够消炎消积，利尿排毒，这也是一味令浊阴下降而又非常平和的药。

刘济勇老师对葫芦茶这一味药更是赞誉有加，他在治疗许多奇难怪症时都用它，有画龙点睛之妙。

因此，了解一些草药方，平时可以养生，临时可以救急。

就拿常见的牙龈肿痛来说，中医认为，牙龈属于胃经所主，胃肠有积热，牙龈就鼓包上火。所以，牙龈肿痛，口干苦臭，脉象弦数，大黄15克，配5克的甘草、薄荷，泡水服用，一剂就见效。像这种急火上攻，一旦釜底抽薪，撤火下行，火气就消了，肿痛就好了。

所以这种急性炎症的，用青草药泡茶方，效果都很好。

76 治湿五法：撬开疑难怪病的核心，打通顽症奇症的关键

问：老师好，请问血脂高怎么办？

答：现在有很多降血脂的良方，我们要明白血脂是从哪里

起来的，血液为什么会黏腻混浊了，中医把这些看成是湿气，因为湿性黏腻。

所以不懂得除湿的话，是很难降下血脂的。懂得除湿后，不仅血脂，就连血糖、血尿酸、血黏稠度都会渐渐降下来。

真懂除湿，可以撬开疑难怪病的核心，打通顽症奇症的关节。

那如何除湿呢？我们在山里体会到除湿有五法，每一方法都经得起实践考验。

第一，活血利水法。湿在腰脚则酸重，拖泥带水，湿热用四妙散，寒湿用肾着汤。这两个方都有一个特点，即含有利水之品——茯苓或薏仁，因为《黄帝内经》讲，其下者，引而竭之。

就是讲，湿气在沟渠，通过开通沟渠水道，可以把水湿向外引导，那些小便通畅有力的人，湿气都会少。

如果沟渠堵塞了，水排不出体外，就会加重下半身沉重。

山下一个血脂高的老师，他又不喜欢喝苦药，问我们有没有什么药方便服用又不难吃的。

我们笑笑说，就用茯苓加上丹参，两味药打粉，3∶1，服用。然后每天下午到操场走十圈八圈，晚上吃半饱，如果降不下来，再回来找我们。

不到一个月，血脂就降下来，体重还减掉四五斤，他还笑着说，这药怎么还有减肥的效果？

我们看，茯苓开通水道，走三焦，令周身水液从小便出。

而丹参活血，为何治疗湿气要活血？原来张仲景在《伤寒论》上讲，血不利则为水，血液流通不够顺畅就会贮积成为水湿。

当血液循环好后，水湿就会很快被排出体外，所以我们这种方法叫活血利水法，对于一般减肥都有妙不可言之功效。但如果你不能管住嘴，即使晚上吃素七分饱，配合每天徒步一小时，那么效果也不会那么理想。

现在治病，必须从饮食、药物、运动等多方面着手，身体恢复健康才能快。

第二，升阳除湿法。潮汕地带常有一些商人进山来游玩，体态肥胖的人较多，为什么？因为应酬多。

那些高营养的东西如果消化不了，在身体内就是湿气。

一个商人肥胖已经有五六年了，所有医院医生都叫他要注意饮食运动，但他没有听进任何一个医生的话。

直到有一天，他家里人硬要他进山来瞧瞧，我们一看，知道这商人也是个聪明人，心中便暗想，既然是个聪明人就好办了，三言两语就能让你想法观念转变过去。

我们说，你这身体要减肥很简单，一不用吃那么多苦，二不用吃那么多药，可以轻轻松松减肥降脂成功。

他听后不以为然。

我们跟他讲，你这肥胖主要是吃多站少，一见你进来就找凳子坐，在养生古籍里头讲到，饱食即卧与终日久坐，此皆损寿。

一个人经常吃撑，或者坐在那里终日不动，这都很伤心脏，在《名贤集》上叫饱食伤心。

心脏一伤没动力，湿气就排不出去，随后我们拿一条毛巾示范给他看。

跟他说，把湿毛巾打成团，是坐在凳子上拿在手里容易干，还是挂在外面容易干？

他说，当然是挂在外面。

我们说，这血脂、湿气、肥胖，就像湿毛巾又沉又重，你天天坐在凳子上应酬吃喝，身体越来越沉重，一旦站立起来，往山上走，就是在升阳除湿，就相当于把毛巾往竹竿上面挂，太阳一晒，就干得快。

我们给他开了黄芪、赤小豆、薏仁、白术、茯苓、生姜和大枣，升阳除湿。

一个月后，他的血脂降了，血糖也降了。

一种思想就是一种生活方式，一个人只要能够做到能站着尽量不坐，能走动尽量不站，走为百炼之母，站如松，走如风，你都能治一半的三高了，信心底气是在现实生活中练出来的。

像这些所谓疑难杂病，只需要在观念上轻轻一拨转，疾病去得就像退潮那么快。

所以疑难杂症难并不难在医生，难在患者是不是能稍微转变一下生活方式。像这位商人，他听完湿毛巾与干毛巾的故事，受到启发，现在一整天很少坐办公室，一有时间就站起来到外面走动，身体越来越轻快。

第三，补气健脾法。《黄帝内经》讲，诸湿肿满，皆属于脾。

减肥最快速的不是消赘肉，吃泻药，而是健脾，脾一健运，水湿就像老鼠见到猫一样，四散逃窜，在身体里根本待不下去。

有一种肥胖叫做喝水都胖，肚子鼓得像怀孕一样，早上起来腰酸重，舌头伸出来水胖，走起路来拖泥带水，气喘吁吁。

怎么办呢？这种血脂高，血尿酸高，非常好治，就是四君子汤加陈皮。

四君子汤由党参、茯苓、白术和甘草四味药组成。白术应炒过，炒香能健脾。

将以上药打成粉末，一个月减三五斤的赘肉不是问题。当然还有一个小的前提，晚上吃素七分饱，下午进行一小时的徒步行走。

这样你可以省掉无数的医药费，而且少受很多苦，多活很多年，为什么呢？古人讲，腰带长，寿命短，中年发福不是福而是祸。

真正有福气不是大吃大喝，而是省吃俭用。

俭朴的人有福，懂得在饮食上做减法的人有福。在养生座右铭上面提到，减衣增福，减食增寿。

这句话是实证出来的，不是空想的，有位患者的颈脖湿气重，吃药也没吃好，推拿按摩也没少做，最后靠练八段锦和五禽戏减轻了，但一不练又加重。

她看了《药性赋白话讲记》后，感触很深，马上选择一种疾病以减食为汤药的活法，尝试晚上半饱，到喝些简单的稀粥，因为晚上消化能力是最差的。

晚餐不多吃，你一整天根本不需要花费很大的精力去运动减肥，身体不会留很多的肥湿。

结果这位患者的颈背问题就不药而愈，她都有些惊奇仅靠调整一下晚餐，五分饱素食就有这么好的效果。

我们说，不用惊奇，古人讲过，朝不可虚，暮不可实。

早餐不可让肚子空虚，容易伤人元气，晚餐则不可让肚子饱胀，容易堵塞，生出三高来。

一个家庭，只要晚餐控制得好，吃素五分饱，家庭成员就会少得一半的病。

所谓饥时吃饭饭是宝，饱时吃饭饭是毒，晚餐既丰富又吃饱吃撑，很快三高三毒就上来了。

所以大家来山林里，我们还没有用药，学员们就感受到怎么腿脚轻快了，眼睛明亮了，胃口大开，睡觉特好。

这都得益于夜饭不较饱，餐后百步走，而且完全素食，素食通肠又能养志，血液混浊者，唯素食可以清淡之。

第四，通肠排湿法。看一个人健不健康，你不需要上医院去，自己在厕所里就可以看出来。如果上完厕所，既废水又废纸，水冲不干净，纸又擦不干净，那你身体就渐渐会生病。

大便黏腻，血液混浊啊！大便如果没有调到爽快来，身体健康系数都是不够，所以最好的饮食不是看色香味，不是问舌头，一定要问肛门，肛门才是五脏六腑的老大，它不点头通过，你所有的饮食都是错，你能保持三个月大便畅通无阻，不废纸，你身体里的湿气将会排得很干净。

为什么呢？《黄帝内经》讲，这些经络血脉都是江，而肠胃却是海。

大海如果通畅不淤积，那么周身大江小河，统统都能排泄下去，入海口一旦堵塞黏腻，五脏六腑马上沉渣泛起，什么三高五高，三毒五毒，如沙尘暴翻滚而来，这样的人口是臭的，脸色是黑的，在古医书上讲到，面黑者必便难。

现在人们都喜欢色香味俱全，煎炸烧烤油腻之物，不知脖子以上享乐，脖子以下受苦，吃东西时，高高兴兴，生病时却哭哭啼啼。

为什么不吃东西的时候平平静静，平时快快乐乐，所以大家进山里来都很奇怪，都说山里大厨手艺怎么这么高，把素菜做得这么好吃，而且大家完全没有想吃肉吃零食的欲望。

张涛老师惊讶地说，以前没见过这些富二代的弟子们可以席地而吃，端大碗，在家里都是保姆、爸爸妈妈盛好菜，请他们吃，他们还不吃。而在这里，他们都是自助餐式的饮食，每个人都夹得满满一大碗，唯恐吃少了。

我们笑笑说，这叫饥不择食，小孩子挑食是因为不饿，我们不需要千方百计地把食物做得非常好吃，我们还需要把孩子弄饿，让孩子拉柴劈柴，锄地拔草，穿越奔跑，上山下山，做包子，锯柴……每一个山林的活动，都是在疏肝解郁，消食化积。

所以你想一下，究竟有多少病气来给我们消化，这些所谓的病气怎么能够抵得上如狼似虎的饥饿感呢？

饥饿感一起，胃气就来复，你只要不吃撑，身体强壮得像箭一样快。

张老师笑着说，孩子们在这里吃饭，简直可以用如狼似虎来形容，想让他们慢一点都不行啊，稍微慢一点，你就盛不到饭了，究竟饭菜有什么魅力呢？

我们笑笑说，我们一直都在压抑大厨的厨艺，只让大厨发挥到五分的水平，如果稍微让大厨发挥十分水平，你们每个人都会吃撑得像西瓜肚子那么大。

孩子们吃完后都喊大厨万岁，奇怪，为什么可以吃得这么香？因为大便排得畅。为什么大便排得畅？因为都是红薯叶、萝卜、咸菜、番薯、稀粥、玉米、馒头，这些东西都是血管的清道夫，肠道的环卫工人。

甘老师、陆老师都很奇怪地说，怎么孩子进山才三天，脸上那层痿黄灰暗的气就退掉了，黑眼眶也退掉了？

稍微读些中医经络学书籍的人都知道，人体头面主要是阳明胃肠经所过，想要给头面美容，功夫要用在肠胃上，你不污染肠胃，你的头面永远都那样亮堂堂，哪有什么乌暗黑眼圈？

第五，正念除湿法。这一方法是最高明的，任何只在术的层面上用功，没有在心念层面上的养生招法，都不是高级的养生。

那些无法治愈的疑难怪病，没有其他原因，就在这里翻跟斗。

孙思邈在治疗一些疑难疾病时，除了找最道地的药材，并根据症状进行辨证外，必定会让患者做两件事。

第一件是入山住山，山林清净少病。

第二件是善言常出口，乱想莫经心。什么伤人最重，恶言恶语恶的念头，一个恶的念头，会让你手脚发抖，咬牙切齿，良言一句三冬暖，恶语伤人六月寒。

所以不是真善美慧的话，我们都不轻易讲，现在人之所以多病，你看他讲话就知道了。

如果一个人一开口，不是在诉苦，就是在讲他人是非，这样的人，他的健康好不到哪去。

如果一个人一开口就是赞叹、鼓舞人，给人阳光和信心，这样的人，即使是身患重病，也能逐渐走向健康。

那么如何修出一个人的正念来，有四种方法：第一是看人长处，第二是想人难处，第三是记人好处，第四是忆人苦处。

大家可以到现实生活中去体证一下，你如果觉得痛苦，你一定是这四种方法没有一样做到。

《信心铭》上讲，才有是非，纷然失心啊！

又讲，一种平怀，泯然自尽。

心平气和地去看待一切，疾病都像笋壳一样，逐渐脱落，又像粘在荷花上的露水，一抖就掉。

一个疾病再重的人，他只要能遵医嘱，都有希望康复；一个病再轻的人，他如果不遵医嘱，也会变重反复。

所以我们并不怕任何疾病，怕的是一个人不能遵医嘱，遵医嘱在疾病向愈过程中起到重要作用。

77 紫外线过敏，寒痰体质，怎么保养？

问题1：我老公40岁，平时都得在中央空调房里。他如果在太阳底下晒10分钟，立刻变大红脸。这是紫外线过敏吗？他一天大便3次是不是也太多次了？

问题2：老师您好！我今年45岁，中医说我是寒痰体质，夏天痰也多，平时应该吃点什么中药保养？秋冬还喘，能去根吗？

答：这上土不能伏火、脾土虚之人不耐寒，不耐热，土性缓，缓急靠土。四君子汤可治疗皮肤敏感也是此理。有些人有特异性体质，会异于常人，究竟是不是疾病要看他自我感觉，如果感到精气神充足，无什么不适，可以不用理会；觉得有不舒服了，即使每天一次大便都有问题，即使在太阳底下晒脸没变红，也有问题。

肠胃的问题跟皮肤的问题，都要从脾胃来解决，这次办"第二期运动人生"班，加深了我们对运动方面的领悟。

运动能改变体质，甚至能改造命运，动一动少生一病痛，懒一懒多喝药一碗。

不管是脾寒，大便次数多，还是中焦蓄冷，寒痰厉害，都要守住一点，少贪凉饮冷，多运动升阳，升阳能除湿，升阳能化痰。

这次有些孩子进山还有呛咳，几次大穿越，理顺气血后就不咳了；本来大便稀烂的，运动汗出后，发肠管的汗，大便容易成形，就这么简单。

大家都很奇怪，怎么几天下来，个个精气神饱满，这期有资深的语文老师、校医、园长们过来，他们都有一个要解决的问题，教孩子的学问真正在哪里？

大家唯一关心的都是下一代的教育啊！我们也在想，这种山林体验班，能否上升为山林学校，或者寒暑学校，成为孩子们身心疲惫的充电站。

看着孩子们饭量倍增，力气猛长，晒得黝黑，我们想起以前读书的场景。以前在县重点中学读书时，每星期回家一次，就觉得恢复体力特快，因为家在山城里。

后来读大学期间，发现每学期回一趟家，身体就能得到充电。因为一回家，就喜欢去爬山，穿越，接当地的地气，往山林里跑。

我们这么多年强大脑力劳动，实证得出一种体验，就是思维心脑意识的消耗，必须要靠回归山林，才能得到最快最饱满的平衡。

这是毋庸置疑的，谁不相信，谁试试就知道。我们每一期都有一大批案例，腿脚不好使的，身心紧痛的，郁闷不解的，在山林这个大穿越循环中，都能得到深度的舒解，孩子的未来不可以缺少健康。

健康绝对不是关在笼子里头就可以培养的。

叔公很奇怪地问，你们怎么没有在课室里讲课了？

我们笑笑说，游泳不一定要在游泳池，锻炼身体不一定要在健身房，讲课不一定要在讲堂。

现在随时席地而坐，都是大自然的天地课堂，所以我们寻找出龙山最大的一条环龙路，在二十多公里的环龙路上设计三五处休息点，在休息点换水补给的同时，就可以讲小课，开小参，答疑解惑。

以天地为课堂，不需要刻意准备，大自然都为我们准备好了；不需要拥有任何固定的学校房舍，大自然早就给我们铺好了。

正因为这样，讲起课来，分享交流起来，更加应无所住而生其心，我们前面讲过一个笼鸡野养的启示，这个有必要再提一提。

在大鸡场，那些不足相、斤两不够、养不大的鸡被抓进龙山里来，用这龙山的脉气，完全自然的大环境，没多久，这些病怏怏的鸡被养得雄赳赳气昂昂，神采足得让你不敢相信，上可飞天，下可落地，夜晚可以在树上露宿，养得身轻体健，奔跑飞速。

它们并没有吃什么药，也没有在食物上得到关照，为何养得如此的光彩照人？

日出而作，日落而息，没有晚上灯光刺激它们生蛋，透支生命，也没有牢笼束缚它们自由，没有任何抑郁的鸡禽走兽，注定是健康灵活，飞奔猛走的。

我们这时代的孩子，最缺乏的就是这股气。如果拖着沉重的双脚，眼睛呆滞，皮肤暗淡，少气懒言，叹息抱怨，这跟笼子里养的禽鸟有什么区别呢？

所以现在城市患有抑郁的人愈来愈多，因为愈来愈缺乏山林自然之气。

这个时代之所以患病的人愈来愈多，是因为离大自然愈来愈远了。我们可以看到不用几天，孩子一半的烦躁抑郁都在山林习劳中洗掉。这两天我们让孩子们学习锯柴，村民们都很惊讶，怎么四岁半的孩子，也可以拿起小锯子锯起手臂粗的柴来，而且两人一组，一人按柴，一人锯柴，还锯得风风火火，热火朝天？

我们跟孩子们讲，你们上午练完脚力，穿越15公里，练的是大小腿肌肉，现在下午锯柴，练的是胸背手部的肌肉，你集中力量往哪里练，哪里就强壮，谁锯得积极，谁的力气就增长得愈快。

大家像赛龙舟那样，赛起锯柴来。我们在山里都在比拼，比拼什么？比拼奉献利他。

付出愈彻底，回收得愈多，干活以尽力为付出，睡眠以劳动为深沉，你每一个工都没有白使，功不唐捐，德不虚弃。

大家都很奇怪，为什么孩子心貌转得那么快？因为山林的设计是多方面的，素食精华血液，早睡补充体力，习劳拉伸筋骨，穿越通开脉道，解除抑郁，晨读增长慧命，行禅平定心性……

78 关于饮食营养及破解疾病密码的钥匙

问题1：中医为何让人们少吃鸡蛋、钙片、多种维生素片和少喝牛奶？在药性上，人体吸收上有什么问题吗？

问题2：今天悟出王凤仪说的找人家的优点其实是阳气升，承认自己的缺点是浊气降，其实跟余师讲的升降理论不谋而合，也跟《清静经》里的经文思想一致，难怪找优点、认缺点治病很有效，老师怎么看？

问题3：老师，都说风为百病之长。那么在夏季，天气热多风，而且穿衣服少，不可避免会吹风。小孩子玩起来容易出汗，这样吹风要紧吗？

答：关于钙片、维生素片，高营养的牛奶、鸡蛋，甚至骨头汤，这些常人认为很补的东西，为何在中医养生看来对有些人来说有时并非是最好的？

这并不需要过多地去解释，直接实验就能得出结果。

单从饮食跟运动，就可以把一半以上的疾病断根，这不是夸大其词，是从实践里观察出来的，而且不是一两次。

我们山林里可以做相关的实验，我们称之为笼鸡与走地鸡实验。给笼鸡吃最丰富的饲料，甚至蛋、奶、钙片、维生素片，它们会吃得很开心，长得很肥壅，很快这鸡就会浑身痰湿，长瘤结包块，很多赘肉，走起路来两条腿都不怎么迈得开，而且寿命急剧减短。

这时怎么办呢？把这些得"三高"的鸡抓到山林里，让它们吃粗糠杂粮、野菜，没有任何所谓高营养的东西，唯独一个就是把它们放养到山里去，任它们蹬腿展翅膀，刨地纵跃，没有一两个月，这些鸡统统快速减肥，胃口大开，毛发金光发亮，非常润泽，身上的瘤结变少，跑跑跳跳，病怏怏的鸡就这样被改变命运了。

可见中医学需要动物实验，这种实验完全可以让你耳目一新，带来真正的头脑风暴，刷新你的眼球，开拓你的视野。

真正的中国动物实验，不是把动物抓到实验室去喂药开刀，而是放到大自然去修炼。我们就想不明白，如此简单放归大自然修炼，可以获得身心体健的办法，为什么还要花大量的时间跟心血，钻到药物的提纯注射上去研究呢？

中医最大的简验便廉招法，不是一根针一把草，而是直接回归丛林，食饮有节，起居有常，不妄作劳。

《黄帝内经》这千年前的教言，可以保人类繁荣昌盛上万年，现在绝大多数病人亚健康的人，他们都在关注嘴巴舌头上该吃什么，它们从未关注我们的身体真正需要什么。

他们大都在看长寿老人吃什么，很少在看长寿老人在做什么，任何片面观察得出来的结论，都容易成为偏见，而这些偏见常常比癌瘤传染病更可怕。

这次运动人生第二期班，早上刚刚结营，大家都带着快乐的心回家去了。有些学员问，为什么我们不加进更多的特效方药。

在古籍上记载，不发菩提心修诸善法，是名魔业。

经典上又说，要自依止，法依止，莫异依止。

像大黄、甘草，退牙火快。

白花蛇舌草、崩大碗，退高热迅速。

芍药、甘草，抽筋立止。

海南胡椒，胃寒痛特效。

海金沙擅长利尿，金樱子能够固涩……

这些知识，你在百度上搜索并不缺乏，山林里要传递的是外面缺少的，而且终生都有益的。

这次江苏有位校医陆老师，她在没有完全学习中医养生前，对自己孩子的病是无能为力的。

学了中医养生后，用一句话找回了所有的健康——若要小儿安，常带三分饥与寒。

现在孩子多病已经是很常见的。陆老师讲，这几年，我最深刻的体会是，我家小轩常发热感冒身体不适，从来没有停止过。我带他找遍当地所有医院，几乎每一种方法当时都有效，随后又不行，直到我遇上儿童医院的一位保健医生。

这位古医生说，孩子是热过头了。我请教他该怎么办？

古医生说，你不需要让孩子吃任何药物，只须每天让孩子光脚丫在泥巴地上玩玩走走十分钟，一年四季，天天坚持，时间长了，身体会好。

可是家里人都不同意，一是天气冷，二是泥土看起来有些脏，而且还会有坚石头、碎玻璃。

我偷偷地利用孩子出去逛的时间，把孩子鞋脱了，在地上走，这样只坚持了一周，孩子咳嗽就好了。古医生说，有改善，要继续坚持，要减少孩子的衣服跟光脚丫。

把孩子身体的热量引出来的最好方法，就是通过脚底心，这比吃消炎药还管用。

结果一两个月，家里人看到了效果，都同意孩子减少衣服跟光脚丫。让人惊奇的是，孩子皮肤上疹子都变少，变好了。

古医生说，你们孩子还是穿多了。

如何测试孩子身体过热呢？

人体最热又敏感的地方是手心，以手心摸孩子后背心，如果孩子后背心比我们手心还热时，这时孩子就要光脚、少穿衣服了。

前提是你不可以处于虚寒病冷状态。

自从养成这个习惯后，我带着娃子，内心没有病苦的焦躁了，一年四季孩子少生病，让我轻松。

这三分寒三个字，在我孩子身上有效果，我把我的经历告诉大家。

至于三分饥，在我身上体验更明显。我得过颈椎病，一直治不好。

我看了《药性赋白话讲记》后，就开始控制饮食，每顿七分饱，不让自己一顿吃撑，颈椎病自此不犯了。我也不知道为什么，可能是我把饮食控制下来后，痰饮就没了。

改变一种生活习惯，就能改善一种疾病。

端正一种心态，就端正一种身体状态。

这三分饥，我自身体验到好处，不仅针对小孩，也针对大人。

这是陆老师切身体会的。

《菜根谭》讲,大家都知道饥寒为忧,不知道温饱更值得忧虑,过温过饱必会发疮发热,长脓长包。

而现在许多人都过温饱了,三分饥与寒,才是真正小康,过温饱就会衍生病秧,这句古圣先贤的教言,比恒河沙的鸡屎藤、白花蛇舌草都贵重。

给人传播一味鸡屎藤消积,一味白花蛇舌草清热,不如给人传播三分饥与寒的生活,让身体根本无积可生,无火可上,无热可烧,终生平安,快乐自在。

在养生这根源上没有端正过来的话,其他小法小术都是隔靴挠痒,小打小闹。

现在人们之所以多病,其中有一个很大原因是乐小法,而不好大道,我们赞叹陆老师的切身体会分享。

教别人千句万句,不如自己做到一句两句。

真做到改变后,再跟别人讲一句两句,那功德都比恒河沙的七宝以用布施还强大。

我们再回过来想,为何病鸡在笼里,拉到山间来放养,很快就得到健康?

一是山里永远是三分饥、五分饥,不可能让你吃得丰富饱满,你每天都可以体会一段时间饥肠辘辘,饥不择食,吃嘛嘛香。

二是在山里永远是三分寒,没有那么多笼子给你框着,你不会烦热。稍微有点郁闷,你光着脚丫在地上跑几下就解除了。

你想一下,一个既不吃撑,又能够光脚丫,接地气,疏肝解郁的生灵,它会出问题吗?

健康的真谛，现在好多人把它搞得太复杂了，在我们山林里头攻克包块瘤子，跟治感冒一样，是完全没有难度的。

包块、血脂、血尿酸，跟普通的食积脚臭都是一个治法，就是践行三分饥与寒，跟日出而作，日落而息，以及光脚丫的大自然生命法则。

这些非常单纯朴素的规范，基本上每个家长或老师都曾经听过，可是随着年龄的增长，机心变多了，长大成人后就忘记了。

一个人若忘掉了这些生命的常识法则，去学习再多的善法，那都是入魔，所以我们看大家进山来，哪个不好好吃饭，不好好睡觉，立马把你扫出山林外去。

因为你今天不被山林淘汰，明天也会被大自然淘汰。

学员们问，老师，你最忧虑的是什么？

我们笑笑说，我们对治疗疾病，教育孩子的招法从来不忧虑，有一百种方法将你问题拿下，唯独忧虑的就是开出了方子，你喝不喝，讲出最朴素的话，你能否践行。

当今时代，绝大多数现代人，把这些《黄帝内经》的教言，看成落伍的东西，不知道这些东西缺失，叫人弃常则妖兴。各种妖魔鬼怪，病毒细菌会狂生猛长。

我们办这么多期山林班后，感触最深的是，破解疾病密码的那把钥匙，非常单纯。单纯到你几乎目瞪口呆，难以置信，但我们实验试效的结果，却让你们不得不信。

乍一看最繁琐复杂的问题，不过就是几个简单招法就可解决，把事情想太复杂了，你就远离了真相。

79 肾气先天不足，生气耳朵长肿块，气血包块等，如何调节生活方式？

问题1：老师您好！我和先生之前因为不孕不育看过中医，说我们两个人是肾气先天不足，起码两三年才能恢复正常人的状态。我很难过。真想全面了解一下正常人的生活模式。

问题2：老师，最近我发现自己生气后耳朵会长肿块，请问这是怎么回事？

问题3：老师，请问头上长了一个黄豆大的肉疙瘩，软软的，几年都没事，最近不小心弄破化脓后经常会头晕，请问怎么回事？

答：《左传》曰：人弃常则妖兴！任何大病久病疑难病，都是身体提醒你要回归正常生活方式了，现在人严重低估了回归正常生活方式给身体带来的强大修复能力。食饮有节，起居有常，不妄作劳，此为常态。

一个患有顽固皮肤病，头皮生癣疾多年的老人，带孙子而长期得不到很好休息，一年到头没有间断过用药，却看不到长远的疗效。

直到她跟我们讲，我们跟她说，请你回归到20世纪六七十年代的生活吧！

她刚开始很疑惑，我们说，那个年代什么都苦，只有一样快乐，就是没病少病，身心健康，如果你想要身体健康，就抓紧回归吧。

她问，怎么回归？

我们说，你是过来人，应该比我们还懂。

她说，那时没什么好吃的，起早贪黑干到晚，天一黑，吃完饭，没多久就呼呼大睡。

我们笑笑说，没什么好吃的，这叫清淡饮食养肠胃；一年到头没几次能见到肉的，起早贪黑干到晚，这叫劳其筋骨健脾胃；晚上一碰到床就睡，这叫疲劳入睡，一觉而醒。

这样全部最高深的养生都在里面了，老人家悟性挺高，哈哈笑，从此不理会其他什么，饭桌上就少吃肉多吃菜，未饱先止，待饥始食；找两片田地开垦起来，重操旧锄头，不问收获多少，只问今天出汗奉献没有。

结果老人家多年的失眠不见了，睡觉一好，百病渐消，头皮那些癣疾汗斑居然收口了，她以为是我们开的二陈汤很神奇，治好了她的病。

我们笑着说，二陈汤能治好你这痰湿癣疾，十几年前你早好了，没有一个汤方的效果能比得上回归正常生活方式带来的效果。

所以在山里，绝大部分疾病，我们都有把握让它不发作，让患者带病延年。如果稍微用功一点，你完全有可能老树吐新芽，破碎的身体重新焕发强大的生命力。

只是现在人普遍相信狭隘的药物世界，对广阔的养生领域不够自信。

自信人生二百年，会当击水三千里。

每个活着的人，都需要这份雄心壮志。

自是不归归便得，故乡风月有谁珍。

像健康和幸福，是你不肯回归而已，一回归统统一样不缺。至于一生气后耳朵周围就有一些疙瘩结节，这叫肝气郁结,耳朵周围是胆经最密布的地方,肝胆相表里,一生气动气,胆火就上炎,这样气裹其痰火,不是瘤结就是脓包。

看懂这里面气血包块的因果关系,我们就知道在哪里用功,必须要切断动气动火,病是吃气的,疮是吃火的,若能降得住气火,便能治得了疮疾。

像这种情况,一般用些药物,如龙胆泻肝汤,加点败酱草,令肝胆毒素从胱肠败出撤走,就能轻松急则治其标。若要拔根去本,就要恢复清淡饮食七分饱,光着脚丫满地跑,乐于助人身常健,早睡早起少烦恼的生活方式。

这样不要说是气疮包块,就算是疑难怪疾,都会被你降服。

80 消除青春痘、火气上炎

问题1:老师您好!我儿子今年已经24岁了,可脸上总有青春痘,如何消除?

问题2:老师,最近我又开始尿频,腰痛,失眠,非常痛苦,以前是夜里尿频,现在白天也尿频。请问怎么治疗?

问题3:老师您好,手足一年四季总脱皮开裂是什么原因?用什么药治疗?

答:消除青春痘、火气上炎最快的方法是光脚丫在黄土地上走:周文王即知即行与宿善不祥的故事。

这里是龙山,徒步穿越,都是集体出动,像大雁南飞一样,不落单、不离队,每个人相互鼓励打气,没有辩论打击。

我们相信，整齐祥和的穿越，能够粉碎绝大部分疾病。小小的青春痘，是火气上炎，下不来，最快的办法，只需要通过光脚丫，在黄土地上磨，身体的热量往上窜的，通过涌泉穴脚底心往下引，持续坚持，十天半个月就能见到明显效果，而且这种效果一出现，是不容易反复的。

要注意别贪嘴，少吃煎炸烧烤类食物，不然养成火爆脾气，一点就着，现在疮是长在脸上，将来积在脏腑里，治疗起来更费劲。

而尿频急，是恐则气下的表现，人不够淡定，就会担忧伤心，心气伤，尿就会下降，气化不起来。

大家可以观察，大多数尿频的患者，其精神情志都有长期受惊吓惊动的表现。《黄帝内经》讲，惊则气乱。

现在电脑、手机，车马噪音，社会压力，电视节目，以及父母对孩子的层层寄托，一旦没得到遂意，立马就相互斗气受惊。这样孩子气场很乱，理不顺，疾病就很多。

《大医精诚》讲，凡大医治病，必当安神定志，无欲无求。

我们认为，大人嗜欲重，容易受到惊吓，孩子就会跟着受惊。

孩子就像温度计，如果跟安静的人在一起，他就能安静；如果跟狂躁烦热的人在一起，他就会躁热上去。

所以孩子是来考验家长的，勘验家长的，是家长的影子，你只要端正了，你的影响就端正了，身正不怕影歪。

家长在名闻利养里躁动不安，孩子就会在修学路上难以自制。

名心不除，宠辱惊之。

利心不除，得失动之。

一个容易受到惊动的家长，不仅他的身体好不到哪去，他的整个家庭，孩子和老人的身体也都好不到哪去，掌舵抓方向盘的人晃动了，整只船、整辆车都在发抖。

之前办山林班，我们会直接先讲一上午课，下午去翻山越岭，后期又调整，基本上我们每一期都在完善，因地制宜，因时制宜。

我们深切地体验到，切身体会重于纯粹知识灌输，百种辩论，不如现场一练，所以现在山林班一进山来，就直接进入训练状态。

我们这时代的大多数人认为，知识就是力量，只要明白了，你就会懂得了，但知识跟力量还隔着一匹马的距离。

这个距离只有靠现场操练才能突破，包括食饮有节，怎么节？清淡，清淡到什么地步？习劳农耕，你究竟有多专注投入？夜间行禅，你是否能够安住脚下？白天穿越，脚底被沙石刺得难以忍受，你会不会中途退缩？

如果一个人连这些苦痛都很难忍受，那么一个小小的疾病就能把你摧垮，你要明白，疾病的痛苦远超过你赤脚在沙石地上穿越的痛苦。

你如果认为这样的山林体验是痛苦的话，那么说明你还没真正尝过病苦，我们看那些愿意在山林中生活的人，他们绝大部分人都有过痛苦的过往，不在山林中挥汗如雨，恐怕你什么都学不进去。

现实就是这样，付出汗水就能收获健康，所以常有些人进山来，看到我们后很惊讶，我们穿的是沾满泥尘的劳动服，经常头发顾不得理，胡子顾不得刮，没有任何闲余功夫去倾谈喝茶。

学员们一进来，我们就把锄头、畚箕、镰刀丢给他。一个不热爱劳动的人，从头到脚都不可能获得健康。聪明的孩子，他的反应会很快，立马跟着干，晒黑了，磨出血疱，都没什么大不了的，要相信风雨后见彩虹，冰雪后见阳光。

所以这次有个小伙子，总是袖手旁观。我们马上呵斥他说，你来山里干什么？这里不是你白吃白喝的地方，你袖手旁观后会影响整个山林的气场，不如赶快下山去。

他马上红着脸，抡起锄头拼命干起来。

即知即行太重要了，在物理学上有句经典的话，即速度决定力量，在生命学里同样适合。

你改过的速度，即知即行改过的速度有多快，你的力量就有多大。有一次文王问姜太公，该如何治国？文王很谦虚。

姜太公直接说，王国富民，霸国富士，仅存之国富大夫，灭亡之国富仓府。

这是什么意思呢？是说真正称王的国家，会让百姓富裕，称霸的国家会让读书人出头，而岌岌可危的国家都让高官士大夫富裕，那些灭亡的国家都只知道让国库富裕，搜刮民脂民膏。

这时文王拍拍大腿，点点头说，讲得非常好，善哉！

姜太公是何许人物，一听到文王这句话，就知道文王改过的速度还不够快，便说，宿善不祥。

这四个字是敲开智慧之门的金钥匙，文王听后，背都流汗了。你即使认为这是善举，当你没有立刻去做，留了一个晚上，这都是不吉祥的，文王当机立断，马上派人到开仓府去帮助鳏寡孤独、病残者。

姜太公笑笑说，这样的江山可稳，王道可兴，天下可定。

大家看到没有，治天下大国，跟调理身体是一样的，讲究言必信，行必果，讲究即知即行，中间不能有半分迟疑，你迟疑疏忽半分，有可能就被冲到下游去了。

这时代的人们,没有少听闻善法,但为何很少有善果,因为没有即知即行,都在袖手旁观。锻炼身体,与经营商业帝国都是一个道理,讲究当机立断,一个人当断不断,反受其乱。

想明白后,要立即付之行动。

迟疑是有毒的,迅猛可以解之。

我们并不畏惧任何疑难问题,因为解开这些疑难问题的关键全在于即知即行这四个字,这四个字做一分得一分,做十分得十分,做万分得万分。

81 神经性耳弱听、舌色偏暗等

问题1:我从小时候起就喜欢学习中医,想上大学学习,因家里条件不好,却不让上,而自己学习却又学不太明白,希望有老师能给指导一下。

问题2:老师好!我女儿在读中学时耳朵就弱听了,到几个医院检查说是神经性耳弱听,经过几年治疗到现在二十几岁了也不见好转,请问中医有什么方法治疗吗?

问题3:老师,最近我的舌头两侧颜色偏重,而且齿痕很重,怎么回事?

答:随着互联网的快速发展,人们学习知识有了更多的便利,正因为这样,反而能成为真正专家大家的人变得少了。

专家大家并不是由外在资源丰富堆积出来的,而是把自己的心收归一处,十年八年,专攻一处,练出来的。

我们看到许多人是因为家庭条件不好而成就的,相反家庭条件太好却成就不了,所以外在条件看似清苦,却是你成长的莫大营养。

外在条件看似丰富优越，却是你修学的巨大障碍。

古人欲求一书而不可得，稍微得到一两本书，必定付出全部精力攻读，拿出吃书的精神，结果一两部书就成就自己了。

现在你随手可以下载几千部电子书，书房里可以装修得像图书馆，但是你很难成为专家大家。

专家要纯以利其身，大家要杂以成其大。

不管哪条路，都要系统闻思，次第深入，与密集薰修！

学医也有两条路，一条是纯以利其身，走专注的路，只看一门一派，专注于一家修炼。另一条是走广采博收的路，各家所长都去学习。

这两条路看似很矛盾，其实完全不矛盾，它们是不同阶段的修行而已。

如果不分先后，学习到后面就会障碍重重，佛门修学有一个先得根本智，再得后天智的说法。

得根本智要一门深入，得后天智可以广采博收。

在你心还没完全清净前，适合专跟一个老师，读医家的著作，修出清净心来，刚开始看似起步慢，但如果能打牢根基，以后学起来就容易。如果没有青出于蓝胜于蓝，别轻易造访多师。

一旦清净心修出来，然后再广采博收，读各家学说，你都能够转化，而不会被里面的知见所障碍。

我们修学读书的方法并不是先选择去读什么书，而是先让自己心清净，少烦恼，这时只和一个老师学就很重要。

学艺要有石上坐三年的勇气。三年修定，你后面的慧才不会狂慧，没有根基，定是慧的根基，慧是定的花果。

心性是功能的根本，功能是心性的发挥，苏东坡讲过，凡学术之邪正，视其为人。

　　老师也提过，修学要有在石上坐三年的勇气，甚至提出教弟子的各种保障，管吃管住管学还管补贴，这样如果还不能够专心一处地学，那真是没话可说。

　　我们在老师那里学习期间，当时有很多善友都给了各种帮助，我们正觉得很欢喜。

　　老师看到这种情况后马上提出，为学者，要专心在道上，不要把心放在物上，千万别轻易接受他人馈赠，不管是哪方面的东西，你们如果有需要，老师都给你备着。

　　以前我们还想不明白老师这句话，现在才知道，老师是为了保护学生的清净心的。修学保持稳定的清净心最重要，你即使片刻地谈医家是非，论个人得失融入名利，你马上都会退步到三千里下去。

　　许多学子最后学不上去，最后就在这里出问题，不肯真正老实听话跟定一个师长五年，五年可以出龙出象，但是前提是心不能乱，死守师长的言教，就像士兵听从上级的命令一样。

　　一个学医的人如果连士兵的纪律跟勇气都没有，他想要在水深火热里将病苦苍生救出来很难。

　　所以学医从哪里开始呢？从放下我执我见，修出清净心开始，没有经历过这一关，可能七八十岁还未入门。学习不在于时间的长短，而是在你心放下速度的快慢。

　　先用五年专跟一师，对师长的言教完全了然于胸，获得了根本智，清净心，老师点头了，你再出山，广参博学，这叫先立主干，再长枝蔓的修学之法。

　　现在学子都非常喜欢枝蔓，不知道主干未长壮，枝蔓愈多愈美好，对你是越大负担，好像你消化功能不够强大时，所有美食都是你得病的根源，这在《道德经》上就叫做美食不美，又叫少则得，多则祸。

关于耳朵弱听，一个是先天肾气不足，肾开窍于耳也；一个是后天脾胃失养吃伤了。

所有的虚证都要从先天和后天两方面着手，儿科圣手钱乙，在治疗小孩肾气不足，出现迟滞虚弱现象时，创造性地开发出六味地黄丸。

李东垣作为金元四大家之一补土派的宗师，在面对战乱人们体虚劳累，身体疲惫不堪，各种脏腑功能低下时，创造性地开发出补中益气丸。

所以对于一些虚弱，脾肾不足的人，早上服用补中益气丸，晚上服用六味地黄丸，白天阳主气化，通过升阳来强身健体，晚上阴主归藏，通过早睡封藏来养命门元阳。

不管是多么疑难的疾病，只要顺着天地规律去用药，按照天地作息去生活，你都会获得最好的效果。

舌头颜色偏重有齿痕，一个是有肝郁气滞，另一个是有脾虚湿重，像这种情况，常用逍遥法，加减变化，疏其气血，令其条达，乃至和平。

最近山林班，发现有个特点，孩子进来有黑眼眶，舌象瘀暗的，通过每天八公里的穿越，那些晦暗的色彩，一天天就像退潮那样退掉了。

黑眼眶，瘀暗舌，本来用药是要很长时间的，但为何在这么短时间内就退消呢？因为生活习惯好，所以不怕你患的疾病有多复杂，就怕你的生活习惯不够健康。

改变一种生活习惯，就能改善一种疾病状态，天底下没有改善不了的疾病，只有改变不了的习性。

我们就在想，真正要让中医扬眉吐气，就需要有这样一批人，敢于向自己的恶习开炮，站出来表法的，做榜样案例的。

所以我们山林里会接待一部分真发心为中医的人，他们即使有恶疾，都会转变过来。

因为我们要走《黄帝内经》的路子，只有正本才能清源，源清了流才会洁，接下来的山林班也都是学员身心健康康复的实验室，从中可以出来一批批的，让人难以置信，又令人非常惊喜的学员。

像这些普通的瘀暗舌，黑眼眶，腰腿痛，包块瘤子，失眠头晕，血压血糖问题，在大自然眼中，都是小事一桩。

关键看你能不能，肯不肯回归这种生活。

最复杂的疾病，通常用最简单的几招就解除了。

82 眼皮肿胀，口腔溃疡，带状疱疹，带下臭秽

问题1：你好！请问排卵期绿色分泌物怎么治疗？

问题2：请问11岁男孩的嘴自然状态总是不能闭拢，露着牙，是怎么回事？

问题3：老师，请问腰缠龙怎么治疗？医生说除了内服外擦药，要做红光及射频治疗一个月，不然有后遗症，是这样吗？

问题4：老师，您好！我最近眼皮肿，上午严重一些，下午也无法消肿。大便正常，小便少，觉得是肾阳虚，吃金匮肾气丸有改善，但晚上眼皮肿依旧，请问该怎么办？

答：常言道，滚石不长苔。又言，流水不腐，腐水不流。

我们去观察大自然，在溪边穿越，溯溪而上时，可以看到流水处水清石干净，积水处石头长油苔，有绿有黑，还会泛着

腐烂的臭味。

所以津液贵流通不贵滞塞，孙思邈在《大医精诚》上讲，观气血津液的盈虚通滞，对各类疾病的产生变化就了然于胸。

不管是眼皮肿胀、口腔溃烂，或带状疱疹，腰腿湿疮，带下臭秽，我们都要集中精力解决一个问题，就是气血流通的问题。

俗话讲，抠成的疮，睡成的病，水流百步能自净。

本来是浊水的，你不要去搅动它，让它流动到百步以外就会很清澈。

我们山林班，傍晚必定会安排一堂行禅课，也属于饭后百步走的养生习惯，安详地在山林水平路上平缓穿行，自然浊阴下行，清气上腾，湿归胱肠，气归五脏，上下分消，百病安康。

因此水之所以会浊，一是污染了，二是没有很好地流通，结果郁积在眼上就肿，停留在胸中就咳，囤积在肚腹就肥胖，下注在子宫就带下湿浊。

这些只需要从两个方面着手，一方面是管住嘴。嘴巴是水谷精微的入口，是五脏六腑气血津液的来源，这个入口没把守好，总是吃煎炸烧烤食物和鱼蛋奶肉，源头污浊了，下游很难清澈。

只要管得住嘴，一半的疾病，你都管住了。

关于管住嘴的学问，现在大部分人都知道，但都做不到，一个原因是意志不够坚定，另一个原因是对饮食不节生百病的道理领悟得很不够透彻。

那该怎么办？有个善巧方便，可以让你轻松地管住嘴，就是在家里吃饭时也跟在饭堂一样，你大概能吃多少，就用盆碗量好，吃完了就不再吃了。

不要养成那种清盘子的习惯，因为吃撑一顿，损伤十天。

一顿吃伤，十顿喝汤。

而且愈是复杂的疾病，饮食愈要单调，唯至简能化至繁。

就像白带异臭混浊，就一个方法——彻底吃素，少油少盐七分饱，不用多少天就转好。

这个完全可以在山里试效出来。我们现在每一种疾病都需要有相关的案例，所以欢迎大家进山来挑战，利用山林生活来化解疾苦。

你发心成为好转的病例，成功的验案，你就能成功。

在山里最后都会告诉你，你的问题你自己绝对有把握解决。

你不需要愁眉苦脸，只需要快快乐乐地去做，还需要对某些不良习气说"NO"。

圣人君子跟小人病人的区别就在于是否肯修改自己，君子求诸己，小人求诸人。

我们不知道谁是好人君子，但看那个懂得反求诸己的，绝对不是坏人病人小人。

那个反求诸己的，五福临门很快就跟上他，这叫自求多福。

如果大家不相信，统统可以进山来体验，来一个转一个，来两个转一双，不是我们对自己医术自信，而是大山的疗愈能力与《黄帝内经》正常的生命法则，其力量实在是太强大了，强大到你自己都不敢想象，它足以让一个弱不禁风的人通过半年的训练，变得健走如飞，身轻如燕，简直让人刮目相看，可以用武功高强四个字来形容。

所以上一年来参加山林班的善友们，下一年再看，都快认不出人来了，怎么由一个气喘吁吁的病夫，变成一个能够飞奔带队的勇者，勇怯就在一线间。

另一方面就是迈开腿。两腿迈开，浊阴下来，光脚丫地迈开腿，跟穿着鞋的，完全是天壤之别，人体的脚心跟地气一接通，浊阴会迅速被引导下来。

一个吃不了沙石刺脚皮之苦的人，他不可能在某些领域上叱咤风云，获得真正成功。

大家以为光脚丫是小孩子的行为，是没鞋穿的贫穷，这种想法已经严重偏离了健康，接地气寿命长，赤脚走身体棒，每个人每天都会吃进不少食物，这些食物在炼化过程中会产生很多余热，余热得不到巧妙疏解对流，闷在体内就会烦躁长病。

村民讲，若要身体好，赤脚满地跑。

大家都在怀念以前没有什么医院，人们大多健康的幸福场景。

这些场景完全可以复制，怀念只是怀念，按照那套去做，就能实现，不做就仅仅只是怀念。

山里有个患有膝关节痹痛的茶农，我们叫他赤脚走路，他刚开始不相信，可看着一期期学员都赤着脚走，还相互比拼，他也试着去做，没几周痹痛就没有了。

他觉得是疑难杂病的，这么简单就被解除，在医学上是如何解释的呢？

张仲景在《伤寒论》上讲，大气一转，其病乃散。

现代人很多地方都运动不到，脚被鞋子包裹得严严实实，身体被各种紧身衣服、帽子、防晒霜、护肤品、指甲油等裹得密不透风，我们知道一个房子门窗不开，里面就会闷塞，一个人毛孔不开，百病不请自来。

所以说，古医书讲：

汗留百病留，汗去百病休。

流汗不留病，留病不流汗。

我们老师为什么那么喜欢爬山？

老师说，这不仅是采药带学生的需要，更是身心健康的需要。

现在人大都尽做些塞烟囱堵下水道的傻事儿，人体的烟囱就是毛孔，下水道就是肠道。

在空调房里待着，不出汗就是塞烟囱；屁股往办公室一坐就不想起来了，往小车一坐，以车代步，不想迈开腿了，就是在堵下水道。

像这些极具有生病潜质的生活方式，人们大都乐此不疲，他们美其名曰，快快乐乐地享受，但不知道这种享受是在造苦因，等真正大病来临时只有哭哭啼啼，失魂落魄。

所以说，病都可以救。《黄帝内经》讲，病非人体固有之物，然能得亦能除，言不可治者，未得其术也。

这是非常富有智慧的言教，只有一种情况是无可救药的，就是你在病中还在造病因，在苦中还在造苦因。

医生帮你打开烟囱，疏通下水道，用汗法和通下法。

这叫汗出一身轻，肠通一身劲。

而你却还在一味地贪凉饮冷，久坐不动，继续在塞烟囱堵下水道，不遵循每天走路一小时，健康生活一辈子的宝贵金言，则健康状况就会出问题。

所以说，扁鹊看到那么多恶病的人，他都没有怕，真正的医生是不怕任何疾病的，那他为什么还有六不治的言教呢？

因为他怕的是患者在生病中还在造病因，制造病因不停止，小病你都没法治；制造病因一停止，靠你身体的康复力和医生的药力，大病都可以医。

所以世人问扁鹊，你有什么病治不了？

扁鹊感慨地说，不信医者不治。

世上只有一种病治不了，那就是不信医者，什么叫做信医？不仅是相信医生的治疗方法，更要相信医生的话。

所以我们不能够病中造病因，苦中造苦因，明白这点，大病可治；不明白这点，小病难医。

83 关于孩子脾胃不好

问题1：我家孩子6岁，脾胃不是很好。中基认为脾主四肢，我拍打其四肢有健脾作用吗？而且有点驼背，请问哪种运动适合她？

问题2：我看老师治疗疾病基本是让患者服用汤药，能不能推荐一下穴位治病的方法呢？这样容易操作。

答：6岁的孩子，脾胃不好，还有点驼背，有以下几点原因。

第一，运动少。

第二，填鸭式教育的后遗症就是弯腰驼背。

第三，垂头丧气。

第四，伏案看手机。

许多孩子刚上初中就开始弯腰驼背，像小老头、小老太，师长越是想办法纠正，孩子驼得越厉害，为何呢？

身体每一个动作都反映内心世界。

弯腰驼背，反映的是内在缺乏自信。

为什么会缺乏自信？所有的被动学习，最终都会导致自信心缺失，所以我要学，跟要我学，两种是完全不同的学习状态。

一种是雄赳赳，昂首阔步。

一种是气馁馁，弯腰驼背。

我们解答疾病，尽量先把理法讲明，明理后，那些药物、穴位针灸、刮痧、拔罐、点穴、按摩、拍打、药酒、敷贴、练功、导引，全部都会通开。

就拿穴位治病方法来说，最厉害的，而且最安全有效的，莫过于赤脚满地跑，光脚丫已经把浑身所有穴位都刺激到。

老师用阴阳九针从一拇指里给大家通开一条方便善巧，于一指端处可现宝王刹，坐一微尘里能转大法轮。

同样赤脚功对身心的保健作用也是令人惊讶的，脚底里的天地，大家可以好好琢磨。

浑身上下哪个地方不通，都可以在脚底里疏通，脚底里的小通、中通、大通，可以带动从头到脚的通透。

所以我们可以让厌食的孩子，两天看到饭菜就如狼似虎，可以让烦躁的孩子多动，三天就舒畅过来。

这些都是办班办出来的，是大自然伟大的疗愈功能，我们在山里越发觉得用什么药，选什么针，都是中医的一个点，最后的话，点点滴滴，终归大海。

建立一个中医的生态圈，就是中医山林班，让这个山林里头，从头到脚都透露出中医生态的气息。

任何一个点，习劳、洗澡、饮食、读书、跑山、练功、学医、作息，没有一处不洋溢着中医的大智慧。

就像下午第三期饮食之道的暑期山林班，刚开班，学员进来，还没来得及把床位搞好，他们就蠢蠢欲动，在龙山书院周围开始锄草、通水道、浇菜，在溪边准备建个洗澡房。

得益于上一期郭峰老师，以及耕读园众学子，陈亮老师，志杨老师，他们的努力开垦，我们的洗澡池已经初具模型，隐隐有龙山第一洗澡池的气象，孩子们光着屁股跳到洗澡池里，连洗澡都在解郁，所以中医的复兴应该先从建立一个中医生态圈开始。

你只要进到这个生态圈里来生活，你就已经在疗愈了，我以前想不明白不服药的中医应该怎么解释，现在我通开来了一些。

现在我们手愈来愈痒了，因为你们进来的问题，就靠这生态圈，可以把它们转掉，我们还有很多办法都还没有用。

这前面八期的山林班只是体验班，体验班只有一周，真正的班还在后头，有寒暑班，是一两个月的，将来还可以办实修班，那是要有龙象气质，跟伟大发心的人，是钢铁，我们才能够用锤子去敲打它；是瓦罐进来的，我们是不会打的，只会让你体验。

这一期湖北的程老师，一进来就开心地说，老师讲的中医知识跟中医生活是两码事，我现在体会到了。

没错，救中医的不靠中医知识，靠的是中医生活体验，当你用《伤寒论》搞不定的，别忘了，你还有《黄帝内经》。

当你用独孤九剑还没办法的时候，别忘了还有《易筋经》。

84 关于劳损久不愈、便秘及手淫

问题1：尾椎骨不小心碰到床脚上，现在弯腰干活还觉得痛，有一年时间了，该用什么方法治疗？

问题2：累但却睡不着，大便不干但一直下不去，一天去三四次也没用，弄得心力交瘁，该怎么办？

问题3：如果手淫过度，吃淫羊藿壮阳又怕伤阴，淫羊藿和熟地可以同吃吗？

答：劳损久不愈，或跌打伤有瘀血，用穿破石配三七，效果较好。三七打粉，穿破石煎水送服。若嫌病久体虚，可加人参，补虚排瘀，取其盈满必通之象。

像这种大便不够通畅，实在太容易解决了，前提是要休息好，晚上封藏，精气神足，白天排泄污浊速度就快。

所以你可以试试早睡，并多吃红薯叶。在一些民间的偏方治法里，如果大便不顺畅，就用粥饭拌红薯叶吃，只吃红薯叶这道菜，其他的不多吃，几天下来，大便就会通畅。

但如果你贪吃，糖果零食又断不了，煎炸烧烤食物又戒不掉，熬夜玩游戏又舍不得，那告诉你，这样也就不用多治了。

手淫过度伤精的患者，是不需要直接补肾的，一般先健脾胃，让脾胃好，生发水谷精微就足，这种脾胃生发出来的水谷精微足，不容易动淫欲，如果靠药酒和补肾药来治疗，往往得不偿失。

当然像古人在选用壮阳之药时，如仙茅、仙灵脾、巴戟天，常会配白芍、当归，为何呢？

恐其木燥起火，亏伤肾水。

关于戒淫是一个大话题，年轻人有不少聪明绝佳的娃子，都在伤精这里栽了跟斗，今天还有娃子从镇上进山来，问头晕该怎么办？

我们笑笑说，年轻人晚上休息好，不伤精，头脑精髓充满，绝对不会晕，要想根治这种情况，除了暂时入山，你找不到更好的方法。

一个人得病了，要想治好，有几种方式。

第一，借医生之手，利用外在的草药、针灸。

第二，靠自己加强体能体质训练，提升精气神，让疾病不攻自破。

所以你说选择哪一种方法好呢？终极出路不是向别人求助，而是自己内壮。

所以中医向来治疗疾病分为外治和内治，所有假借外在手法药物的都是外治，靠自己养生锻炼的叫作内治。

《黄帝内经》里面方药很少，但为何叫内经？就是教我们要明白内求内治，才是究竟之路。

哪有什么富贵病？就是你锻炼得少，锻炼多了，怎么会有病呢？你不肯吃习劳苦，那就准备吃药苦吧。

这位头晕的娃子听了后，还是很想喝汤药解决问题，对于住山锻炼不是很感兴趣，而且一直以来手都没有离开过手机。

大家别忘了，伤精不仅是肾漏，还有眼漏呢，久视伤精血，精血亏虚了，中医有种说法叫无虚不作眩。

人不亏虚是不容易眩晕的，我们总结出有"五种人"是没办法进山锻炼的，叫"五不进山"。

第一种人是意志力不够坚强的。精神意志力低的话，你是没有勇气作出超凡之举。

山里粗茶淡饭，没网络信号，有钱也买不到零食，除了每天锻炼身体，读书明理外，没有其他事情，这种清苦的生活，不是有超凡意志力之人是胜任不了的。

所以欲望重，你在山里很难待得下去，真待得下去，你的定力慧力会长得很快。

阿华因为伤精，身体憔悴，体弱难耐，进山来靠一股精神意志力，半年锻炼下来，整个人饱满强壮十多斤。

现在跑起山来，轻松得如履平地，每个人见了都很诧异，怎么这小伙子如此充满活力。

如果你不了解他的过去，就不知道他有多么的亏虚，仅靠运动一种办法，半年内就脱胎换骨，且没吃一片药。

刚开始阿华鼻炎发作，特地跑到镇上去买鼻炎药，又来问我们该怎么办？

我们笑笑说，你真把心思放在练功上，鼻炎在你身体待不久的。

这小伙子还真把这句话听进去，鼻炎药一直没有吃过，鼻炎就靠运动锻炼治好了。

这次刘老师也传了一个鼻炎的小偏方，大家可以记一记，碰到这种问题就拿来用一用，会有些好的效果。

就是一味山苍树，用枝干或根都有效果。一味山苍树，芳香化湿开窍，就相当于苍耳子、辛夷花、通草。

南方客家人用这来治风湿，作为月子树，其有芳香开窍通络之功，可想而知。草药歌诀上说，芳香定痛祛寒湿。

这山苍树和菖蒲有相类似的开窍之功，老师讲过，像开窍的药都不要轻易跳过。

为何？《黄帝内经》讲，诸窍易闭。各类孔窍容易闭塞，一闭塞就容易出现病痛，所以芳香开窍的药治病范围相当广，基本上从头到脚的疾病都少不了它，这就是为何老师喜欢用丹参、菖蒲的道理。

再配上桂枝，那么心肺有病，鼻为之不利的问题就解决了。

有个患有鼻炎的患者，他还喜欢喝点小酒，我们跟他讲，你用桂枝、丹参、菖蒲和山苍树泡酒，一喝鼻子就通了，脑子就灵光。

确实，这些药酒方，开上焦的效果很好，但我们有时不轻易去用它们。我们读四书五经后，明白了这样一个道理，即靠自己能搞定的东西，不要轻易去仰仗外物。

一个健康的"健"字，就是健力有力的意思，有力曰健，当你没什么力气时，你已经失去一半健康了，叫亚健康。这个道理一讲明，在我们山里，不是刮风下大雨，大家就绝对不用甩干机。

大家在溪边洗衣服，都在使劲地拧水，你看是在洗衣服，内行人看却是在练功夫。如果你认为是在洗衣服，你就会苦着脸，你如果认为是在练功夫，孩子们都欢天喜地地拧，还光着屁股把衣服洗。所以在龙山书院，我们会让你看《阿甘正传》，明白人还可以这样跑；让你看《黄飞鸿》，明白衣服可以甩成木棍，湿气就是这样被逼出体外的。

大家刚进山来，我们就开始收零食了，没有零食就没有厌食，所谓的厌食都是因为不饿，所谓的正餐不香，都是因为副餐太丰富了。

进山里来，你饥肠辘辘，疾病就好了一半，因为人在饥饿时，会出现一种情况，叫如狼似虎，看到那些野菜，都会问父母说，这个能不能吃啊？

什么病气都会让你消化掉，所以不是我们有什么高招让你的病减轻，而是我们明白让你适当饥饿后，你自身脏腑都会把积滞炼化掉。

大家看我们在山里吃的一个包子，现在做得比大碗公还大，顶得上外面小包子五六个，一个胃口不强大的人，他是没资格讲健康的。

所以我们要获得健康第一步，就是先将胃口练出来。今天一做完早课，马上集体跑到湖边拉柴，结果四岁半的娃子跑在最前面，第一个到达，而且干一上午活后，中午这娃子睡在一张草席上，香甜得让你难以想象。

疲劳入睡，一觉饱满。

两小时，周围人怎么走过，都干扰不了他，这就是定力，就是睡眠之道。

真正的睡眠之道就是训练出来的，就是让你往地下一倒，你都能睡个好觉，你有这功夫，还会担忧疾病不好吗？

那么第二种不能入山的人是怎样的？

就是有太多牵挂而入不了山，这一次有位来自江西的郑老师。她来山林前，亲朋好友没有不反对的，而且说那会不会是传销，在深山老林里？

但郑老师的丈夫是唯一支持她的。因为郑老师坚持看微信后，短短几个月改变很多，这让她的丈夫很吃惊，所以支持她来。

一周后，郑老师在回去之前，开心地说，真是不虚此行，收获满满，不来这里，我就不知道习劳这么重要，回去时我要把这好习惯带回去。

最近镇上也有一些人要进山来，当一听是七天，全封闭，没网络信号，收手机，八点半准时睡觉，他们都觉得很难做到，而且一离开，家里人恐怕会不习惯。所以有家庭之牵挂，你也没办法进山。

所以与其当断不断，不如痛快决断，果断是最省力的，思虑过度是最耗气的。

人走一万里路都不会累死，但如果你千思万虑，腿脚就会没力气，身体会垮下去。

山林里就有这样的座右铭，宜将一心应万物，切莫一物万心思。

所以三心二意，你进不了山，一心一意，你才能获得大利益，进山拼的不是聪明才智，而是专注老实。

《山林要则》讲，山林以清静为兴旺，修学以老实为稳当。

至于第三种进不了山的人，是有小毛小病，还没到大病大灾关头。如果患有普通小毛小病，那你根本不明白饮食有节，起居有常，不妄作劳的重要意义。

那些从大灾大难走过来的人，他就会懂得日出而作，日落而息，勤劳不止，利他奉献是多么有意义。

上午我们穿越到观音山去，现在山林班第一天就让大家走十公里。

你活着就有两条腿，你这两条腿都走不了了，你的气血会活吗？这是本能啊，如果连本能都没有了，其他一切的所得没有一样你能够消受的。

上午一到观音山，山民们既送水又送菜。我们感谢他们，但山民们却笑笑说，我们应该感恩你们，这菜是你们送给我们的。

大家不解地问，此话怎讲？

一村民笑笑说，是曾医生让我们重新回到山里来住，我一住到山里就远离医院，身体从此都很健康，家里人都不敢想象，看我那么灵活都支持我住山。

我们听后哈哈笑说，你住得了山，淡泊得了欲望，从此医院跟你没缘。

村民们脸上笑得像一朵花，所以我们在山林里住，其他东西可以输给别人，唯独健康一事绝不输人，唯独利他付出感恩这件事情绝不输人。

当然如果村民们不是病痛逼迫，他也很难下得了决心住山。

在孙思邈《千金方》上讲，一个人得了最顽固的皮肤病。孙思邈都摇头说，非药物可解，当可救。

这就奇怪了，不是药物能医，但这病又有救助的方法，是什么方法呢？

孙思邈笑笑说，但离妻妾家人，入山，即得病愈。

千年前的药王就已认识到这点，那时还没有环境污染，但照样会有心灵污染。现在环境污染这么严重，而且心灵较量那么厉害，这样所得的疾病，一旦安于住山，恢复的速度就会很快。

第四种是没觉悟住不了山的人。

下午刘老师跟大家谈自然农法和中医。他感慨地说，中医的巨大动力就在自然界。

这自然世界不就是一个大疗养场、大医院吗？

建立一个中医的生态圈，远远比建立一座座简单的中医医院急迫，为什么呢？

因为它可以互补，医院里解决不了的问题，靠中医山林生态圈能解决。现场就可以做实验，让失眠抑郁的人，不用吃安眠药、抗抑郁药，很快就能解郁安眠；让有"三高"的患者去攻克高山，以祥和有序的行禅步调，不用多久你就把"三高"踩到脚下。

那些有脂肪瘤、湿疹、脚气、头痛、肠胃炎的人都可以附带治好，只要你做到山林清规二十条，条条都是治病法宝。

刚开始人一般都不相信，但当看到这种效果后，他只能用不可思议的眼神来回应，怎么这么复杂的问题，在这里就这么简单解决了？

我们认为不是疾病复杂了，而是现在人如果不觉悟，他把简单的疾病搞得很复杂。就像一个不会解绳子的人，他会把绳子搞得像乱麻，最后变成死结解不了，当你把这些绳子看似死结的交给宽心细性之人，不一会儿他就帮你解开理顺。

可见世上本来就没有所谓的死结死症，只有不会解结的人，或不愿意去解结的心。

第五种住不了山的情况是觉得住山没有经济收入。

绝大部分人都说，等我赚了钱，再在山顶上盖个别墅。如果有这样的想法，那么你就准备等着受病苦吧。

现在有多少人前半生拿命换钱容易，后半生想要拿钱来买命难。

普通人看不到山林修炼的巨大价值，不知道人生有三个重要。

第一成才比成功重要。赚了钱叫成功，可没有掌握生命规律的人不叫成才。

第二做人比做事更重要。人如果还做不好，在一个地方得不到众人的爱戴，他老换地方都没有用，就像没学会游泳，换游泳池是没用的。

第三利他比自利更重要。你想要得到什么东西，就去给予别人什么东西；你想要学会什么东西，就试着去教别人什么东西。这个道理很深，就像山里最快乐的人，永远是那种付出奉献好客之人，布施就像井一样，他在付出的同时也在吸收。

其实攻克这些现代病疑难病不难，我们不是用中医知识，而是用中医生活。

记得有一次老师问我们，是什么治好了病？

有学生答，针灸药物。

有学生答，按摩敷贴。

有学生答，手术刀。

老师都摇摇头，然后说，是智慧。

所有的疾苦都是智慧不足的表现，所以进山里来，大家不是来治病的，应该是来增长智慧的。

学会过一种智慧的生活，你就不会有太多的病苦。

85 关于肾虚、眼睛肿，糖尿病脚溃烂

问题1：老师好，想请教一下，每年夏天这段时间，只要一洗手，手指和手掌就皱了，像在水里泡了很久一样，是什么原因呢？

问题2：孩子眼袋颜色比较深是什么原因呢？

问题3：我同事的爸爸脚底被戳了个小洞，三周没好。糖尿病多年，脚面肿胀，伤口周围溃烂，里面发炎。请问有什么方法可以治疗吗？

答：冬不藏精，春必病温。

春不藏精，夏必病暑。

夏不藏精，秋必病燥。

秋不藏精，冬必病寒。

《黄帝内经》非常重藏精思想，肾主封藏，受五脏六腑之精而藏之。

肾封藏不好，骨髓皮肉，皆无力以生发。

肾封藏得好，前提就是晚上睡觉深沉，基本达到头碰枕头就进入深度睡眠，眼睛一睁天就亮了，精神饱满。这是需要修炼功夫的，不是仅仅靠吃药就能达到。

不管是肌肤表层的皮皱、气虚，还是深层的黑眼眶、血脉

闭塞疼痛，或是更深层次的骨髓炎、糖尿病足，都与肾不藏精有关。

肾虚眼眶黑，肺热鼻头红。

肝火目珠肿，心烦口舌疮。

脾热唇红紫，三焦热尿赤。

这都是脏热外现的表现，为何脏热会外现？

因为阴水亏虚，不能济火，封藏得少，消耗得多。

所以我们在想，现在人最需要什么？需要健康，健康从哪里得来？从封藏收敛中来。

现在许多人都处于长时间消耗状态，根本藏敛不住，怎么办？

张锡纯讲，人持百年之寿命，功夫全在于敛字。

古人又讲，天道贵啬。

这都是在讲肾主封藏的功能。

上午大家在石溪上穿越。深圳的蒋老师说道，曾老师，能否采访你一下？

我们说，没问题啊，我们不用刻意在哪间办公室或茶楼，就在这穿越途中的大石头上。

蒋老师有点吃惊，她说，忘带录音笔了。

我们说，现在谁都有手机，我们山里讲课是不拘时间和地点的。

可以在下水时讲课，可以在上山砍柴时交流，可以在村民家里答疑解惑，可以在溪边洗衣服时练圆运动功法。

没有时间地点束缚，天地自然就是大讲堂。

蒋老师问道，怎么在山里身体恢复得这么快，在城市里疲倦得不想走路，脑子静不下来，睡在床上也没质量。

她看到孩子铺着一张席子，连蚊帐都不用，在地板上就呼呼入睡，这简直是让所有人都羡慕的睡姿睡态。

白居易讲，一觉闲眠百病休。

能睡觉，肾封藏就好，肾一封藏好，疾病纷纷就往身体外跑。

所以我们看这时代，那么多焦虑抑郁、烦躁上火、头痛、炎症等疾病，归根结底，他们这些人都有一个共同问题，就是觉睡不好。

这个时代有能力住五星级宾馆的人很多，但有能力把觉睡好的人不多。

这个时代有能力吃大鱼大肉的人很多，但有能力让自己脾胃舒服，吃嘛嘛香，二便通畅的人并不多。

人衰老有八个标志，其中一个标志就是想要尿到墙上去，结果却打湿了鞋。

想想当年迎风尿千丈，而今顺风打湿鞋。

我们这时代那么多病，因为大家失去了生存的最基本能力，就是吃饭和睡觉。

曾公讲，养生之道，唯眠食而已。

而吃饭和睡觉不是坐在饭桌旁、躺在卧室的床上就能干好，它需要很多前行的功夫。

陆老师笑笑说，怎么只是两天没有去干活，这个胃口就没那么厉害？

程老师也笑着说，怎么休息了两天，中午睡眠质量就没那么高？

我们笑笑说，你看山林为什么写着"闲谈不过五分钟"？进到山里来，你想闲都闲不下，一整天都有干不完的事，从上山劈柴到下河挑水，从晨读早课到夜幕省思写笔记，从白天穿越到夜间行禅，没有一样不是让你倾全力付出的。

我们深切地体会到人体八万四千毛孔，就像八万四千个井一样，井有一个特点，这是蒙卫老师讲的，非常有道理。

　　当井水往外面奉献付出的时候，它同时也在吸收。

　　你不奉献付出，在旁边袖手旁观，你的水就等着淤腐发臭吧。

　　所以昨天小艾克看到大家在挑红薯叶，他在旁边讲话，而且两条手交叉起来，走上走下，眼中根本看不到大家在干活。

　　我们笑笑说，像这样子，肯定睡不好觉，吃不好饭的。

　　果然当天晚上他就没法睡好觉，为什么呢？

　　我们说，你看大家在干活，而你在旁观，把手放在袖口里，你们打一个成语叫什么？

　　所有人不约而同地说，袖手旁观。

　　大家没有不哈哈大笑的。

　　是啊，袖手旁观，你永远练不到真功夫。

　　曾公一辈子所有的事业，都得利于这一句话，这是《挺经》的眼目灵魂。

　　天下事，在局外呐喊，总是无益，必须亲自入局，挺膺负责，乃有成事之可冀。

　　小艾克听了后，反应挺敏捷的，立刻和大家一起挑红薯叶。

　　这就是在山里的当下教学，《山林要则》讲，睡眠以劳动为深沉，休息以放松为踏实。

　　你没有尽力付出努力，心里总是在打小算盘，这亏就吃大了。

　　为何？因为你这井舍不能打出汗水来，那新的水就涌不上来，就像你舍不得皮下出汗，那些郁气就累积在那里，皮肤病如湿疹、瘙痒就不请自来。

我们在山里治皮肤病，太简单了，就是发汗利小便，加上清澈血液，这不是我们发明的，是张仲景医圣内证出来的。

张仲景有个麻黄连翘赤小豆汤，不仅可以治疗简单的皮肤湿疹，对五脏六腑的通调都大有好处。麻黄发汗，赤小豆利小便，连翘专治血家疮毒，能清热凉血，让血液清澈下来。

有人说，张仲景一百一十三方，就有一百一十三法。其实哪止一百一十三法，一个麻黄连翘赤小豆汤就有三法了，就包含发汗、清血、利小便。

再来看，我们为什么可以睡哪哪香，吃嘛嘛香？一个不挑食不认床的人，他的元气是比较足的。

元气足，适应性就足，所以当一个人开始挑食，开始认床的时候，他的身体就开始变差了。

我们想一下，你习劳过后，八万四千个毛孔就像八万四千口井，纷纷往外打水，这些毛孔的后力支撑必是肠胃，毛孔变大，你的肠胃也开始开阔。

肠胃开阔，经络变通畅，你睡觉质量也在提升。我们在山林里规定每个人一天都要换两套衣服，都必须有一次深度发汗，不是发皮表的汗，而是发筋骨深层次的汗。

汗出一身轻，肠通一身劲。

你想要睡眠深沉，不深度发汗是办不到的，起码要达到中通大通的效果。普通的微通小通，你很难进入深度睡眠，睡醒了顶多就是勉勉强强。可你大通以后，一段日子睡醒后，走路可以用健步如飞四个字来形容。

好像腿脚有使不完的劲，常人以为这是任督小周天通畅的表现，其实不过就是坚持深度发汗而已。

所以我们有一个大封藏计划，按照刘老师所讲，现在建造有中医特色的小镇是社会健康发展的需要，而广东省也有打造中医强省的目标计划。这种计划可以从一个小镇或小山村做起，让这个城镇、乡村从任何角度切入切片开来，都带有中医自然生态的味道，都具有健康养生、平静安详的元素，这样创造的社会价值将不可估量。

所以中医小镇计划，是非常理想的，也是许多身心灵没能量的人急需的。

谁能够满足大众这个需求点，则焕发出来的能量将比现在高新科技带来的能量还强大。

高科技能够让你生存便利，而回归自然却能让你生活幸福。大家想一想，是有便利的生存好，还是幸福的生活好。

如果两样让你选一种呢？你会做何抉择，如果有一种朴素自然的生活，需求不需要很多，而你却可以天天感受到饭香觉沉，百病消除，快乐自在，你会选择吗？

86 关于产前产后浮肿、肾结石、失眠等

问题1：尊敬的老师，您好。我一个朋友42岁剖宫产，产前和产后腿部有浮肿现象，浮肿对伤口愈合不利，现在要吃什么或做些什么才能消肿呢？

问题2：老师您好！肾结石0.5厘米×0.6厘米可以通过吃中药排出来吗？

问题3：请问天天干体力活，晚上竟然睡不着觉，有时到夜里一二点才睡着。便秘，一天去三四次厕所也排不出多少，是怎么回事？

答：《黄帝内经》讲，诸湿肿满，皆属于脾。

脾虚湿盛，黄芪冬瓜赤小豆汤主之。

在这个夏天办班，我们常会煲这样的汤水。如果是湿盛的，运动锻炼后，腿脚沉重，短气乏力，在南方可以用五指毛桃、党参，煲些冬瓜、薏仁、赤小豆、山药，能够轻松地补气健脾、除湿利尿。当然，前提是不能过油过咸。

陈老师讲，怎么我在家里运动锻炼，一累了，几天都恢复不过来，而在这里上午累，中午睡一觉，下午就恢复了，这是什么道理？

大家看，山林里每一道菜、每一道汤都是良药。禅门里把饭堂当作五观堂，五观里头一观叫，正事良药，以疗形枯。

就说这饮食能够滋润形体不足，它是良药，可以疗形体之病疾，中医有饮食养生法。

当你运动劳累后，体内会有很多酸湿浊物，这时要通过三焦水道往外排出，所以夏暑之时，煲一些冬瓜薏仁绿豆汤或花生木瓜薏仁汤，上午劳累穿越，几碗汤下去，小便通利，下午又精气神饱满。

而泌尿系统结石，常见的两大原因，一是元气不足，推动无力；二是管道不通，涩滞淤塞。

故我们治疗尿道结石，常会用到补肾益气，利湿通淋法。老师曾经跟我们讲，你看为何治结石的方里会加黄芪？

我们刚开始并没有马上反应过来，后来老师才讲，有力气才能将石头搬走，对于慢性疑难病，你如果气力不够，一包屎一泡尿，你都排泄不畅，这都是力量不够的表现。

所以想一想，这叫无虚不留实。

我们以前学过一篇课文，讲到铁牛掉在河里，居然被大水搬运冲走。这叫急水漂石。

你试想一下，是铁牛重还是水力大？水力不大，垃圾塑料都冲不走；水力澎湃勇猛，铁牛你都待不住。

所以我们观察当地几例泌尿系统结石的患者，碎石后，石头又长出来，他们很是苦恼。

而且他们有一个共同的现象，就是尿无力，讲话讲完上一句，下一句就要停一下，觉得气力不相济。

这叫气虚水停，石头你是冲不走的。

看到这种现象，我们就让患者常煲黄芪赤小豆汤，结石体质就转过来了。

就这么简单，气力足，百病消。气力不足则代谢产物排不出，都会流结成包块积聚。

所以有一位医家，见地很高明，讲一句话叫无虚不作积，结石也是一种积，不是气虚无力，它根本无法在体内停居。

所以老师常讲，中医不是治石，而是治气；不是治病，而是治人。

我们看黄芪它有个特点，叫作倍力气，黄芪与甘草、大枣配，可以增长体力。你只要掌握它们的剂量关系，煲上一锅黄芪甘草大枣汤，偷偷装到罐子里，去爬山的时候悄悄地喝上几瓶，就会觉得有气力从脚底涌出。

所以不愁你没有走过几十公里的穿越，我们有足够的善巧方便，让你愈走愈有力气。

当人的力气起来的时候，病气就下去了；当人的力气下去的时候，病气就起来了。少力为劣，劣即病弱，又叫歪瓜劣枣。

为什么那些喜欢运动锻炼的人用药效果好？你普通人只吃药，或只运动锻炼，如果没掌握住窍门，效果都没那么好。

那些练功夫的人，会用一些药酒跟茶饮方配合针刺艾灸，你再去静坐打盘，赤脚跑山，如有神助。难易相成，得其要领，易如拾芥。不得要领，难如登天。

所以在山林里，我们根本不是说要治你某某病，要攻克哪些肿瘤包块癌症，因为这些问题在古中医跟古代隐医草医眼中都不是大问题。在这些隐医草医眼里，如何让人变得更强大、更慈悲，健步如飞，能量充沛，这才是他们真正关注的生命真谛。

让一个患者身体变好转，这只是医学走到半路而已；让一个患者变得身轻如燕，精满神壮，气力倍增，这才是医家真正要攀登的高峰。

对于你想要获得无比强大，轻身耐老，健步如飞这些功夫，我们就很感兴趣。

关于便秘前面我们讲到了，为什么有些体力劳动者还便秘呢？

因为你在进行体力劳动过程中，不感觉快乐，觉得是在干苦活，心的较量很厉害。

心与小肠相表里，心有一分较量，小肠阴液就有一分暗耗，干活能干出气血灵活，前提是心态好，则病魔跑。

我看到绝大部分人把干活当作是生存的无奈，没有认识到是身体的需要，告诉大家，在山里头，你自动会大方地干活。

为什么呢？因为你能量充沛后，不帮人你会很难受，一个吝啬的人容易得便秘，吝啬的前提就是你能量不够，能量不够是因为凡事太较劲了，暗耗掉了。

身体里的气血像你家里的自来水，分秒不通都会急坏人，任何的梗死，包括心肌肠管、泌尿系统，都不是一时半刻形成的，而是长期没有疏通的结果。

现在人多病，就这八个字，吃得太好，动得太少。

所以陈白沙讲，细看万事乾坤内，只有懒字最为害。

要想治好便秘，在山里一周就见效果，快的话两天就能达到，秘方就一个，只吃红薯稀粥和番薯叶。

这些小问题根本达不到用药的程度，你只要肯行饮食疗法。

绝大多数人认为，身体劳累就是营养不够，不知道物极必反的道理，愈累你身体愈要少吃，愈要清淡，愈要吃汤饮，愈要食用容易消化的食物。

你身体的元气都劳伤耗掉了，这时只有靠养，而不是靠丰富的饮食来刺激，那只会让身体长各种包块积聚。

人体得包块积聚，他们都会有这样一个经历，身体劳累后又暴饮暴食，这是很伤的。

劳则气耗，这时丰富的饮食进身体，你消化不了，就像石油气火力不够了，你多做个菜都做不熟，倒不如少做点菜吃熟的身体还好。

所以观念不变，治疗无功。在劳累的时候，反而吃撑吃多，也会加重便秘。

现在"三高"那么多，从哪里出来的，大劳大累后就大吃大喝，拼命请客，这犯了养生之大忌。在养生古籍里讲到，元气胜谷气则健，谷气胜元气则病。

这是说，你身体不吃撑，没有消化不良，抵抗力会很足；一旦吃撑，超出元气、腐熟运化范畴，就会生积长各种怪病。

我们山林里有句话叫，疾病以减食为汤药，吃饭以不撑为舒畅。

所有心脑血管疾病，要让管道舒畅，前提都是不吃撑三个字。

未饱先止。

在山里，吃炒饭就是最高的待遇，为什么呢？

不是饭炒得有多棒，而是山里本身就没什么太多好吃的。

而且我们第一招就是把孩子所有零食收起来，所以大家都开心地说，正因为没什么好吃的，所以什么都好吃。

因为简单而快乐，因为少欲而知足。

因为知足而珍惜，因为珍惜而幸福。

在电影《食神》里，周星驰为什么凭借一碗炒饭就获得"食神"称号，因为简单、真心！

不是疾病多了，而是你把它搞得太复杂了，过一种简单的生活，有一分简单，就有一分自在。

87 梅核气的治法

问：老师，你好！我的喉咙有痰吞也吞不落，吐也吐不出，也不咳，这是为什么？

答：痰随气升降，怒则气上，与痰结于喉！咽喉有痰，吞之不下，吐之不出，中医称为梅核气。此病多发于妇人，饮食贪嘴，加上运动少，炼化不了，而且常生些小闷气。

气往上冲，浊阴不降，胶阻在咽喉部，所以中医的治法是化痰下气，用半夏化痰，厚朴下气，茯苓、生姜消痰饮水湿，苏叶开肺盖，肺主宣发肃降，能开宣就能肃降，宣降互为因果。

梅核气常见，我们常用半夏厚朴汤加逍遥散，疏其气血，令其条达，乃至和平。

如果咽喉干痛，结块明显，还可以加消瘰丸（玄参、贝母、牡蛎）。像这种病的根源就是胃口没有打开，又常爱生小气，化解的办法很简单，就是基本吃素，坚持徒步。

吃素可以让你胃口开，徒步可以让你郁气解。

88 睡觉说梦话是否与心神不定有关？

问：老师您好，请问说梦话是不是与心神不定有关呢？我好像愈紧张着急，梦话说得愈厉害。

答：至于梦话梦乱，都是心头所现，心有所思，夜有所梦，用逍遥散加朱砂安神片可顺气安神，梦稳心宁。为什么人会紧张？

因为你执着，上午陈老师问，太善良容易受到伤害，怎么办？

我们说，这不是善良的问题，是还有执着，执着愈大，伤害愈大。名利不执，得失不惧，宠辱不执，利害不惧！

做什么事情，但求无愧于心，又有谁能伤害得了你。

89 孩子睡觉呼吸声大是什么原因？

问：老师，您好！我一外甥现在3岁，他胸肌比其他小孩都要高，而且睡觉时呼吸声很大，期间也补过些钙，可没什么好转，所以想问下老师这是什么原因引起的，怎么去改善？

答：孩子睡觉时呼吸声大，这是烦恼习气比较粗重的表现。俗话说,三岁看大,七岁看老。但也有龙吟虎啸之子,乃大贵之象!

孩子小时候的身体状态和习惯直接关乎他将来的前途命运。

功名看气宇,事业观精神。

穷通看指甲,寿夭观脚踵。

若要观条理,尽在言语中。

像孩子如果呼吸粗重,就要注意三分饥与寒了,肠里有积,呼吸就不会畅快顺利,因为肺与大肠相表里。

但你只吃消食化积药,效果不会太理想,因为天底下最好的消食化积药不是药物,而是跑山运动。

我们这一期山林班,孩子们刚开始进来,每个人的嘴都很刁,可谓是尝尽人间美味的小皇帝。但几天下来,没有零食,饥肠辘辘,一碗炒饭,大家都赞不绝口。

原本睡觉烦躁踢被子,肚子有积的,几天爬山穿越下来,把那些积都消化得干干净净,一觉就睡到天亮。

所以几位母亲都惊讶地说,孩子在家里没有睡过这么沉的觉,为什么一人一间房子睡的觉,居然没有集体宿舍睡得那么好?

我们笑笑说,睡眠之道,跟高楼大厦、洋房别墅没有关系,跟你白天的训练关系很大。

我们可以训练到让你看到石头趴在上面就睡着,让你一张草席铺在地上半分钟就入眠,如果还超过一分钟入睡,那么这睡功还要再练练。

今天十五公里的中穿越下来,孩子们回来每个都如狼似虎,饥肠辘辘,饭菜一扫而光,我怎么也听不到咳嗽痰饮声了,连你的痰在身体里都被炼化吸收掉了。

所以现在人还说身体里有病理产物,但在山里你有多少杂质都能帮你燃烧炼化。

身体只要没有太多的杂质,头一碰到床,立马就进入深度睡眠。

这些气宇轩昂和神清气爽,在山里绝对不是随便说说的成语,而是真修,是练出来的。

当我们看到孩子烦躁多动,或郁闷寡言时,暗地里就会说道,你们走着瞧吧,几个大穿越下来,大气一转,病气乃散,浮躁的孩子平静了,郁闷的孩子笑脸出来了。

原来生命就这么简单,我们刘老师讲,怎么孩子在这里体质都超乎他的想象,在城市里却病快快。看来不一定每一个孩子都要学中医,但是每个老师如果要对孩子负责,真的要懂点中医。

我们认识到现在孩子体质跟不上,并不是根底不好,主要有三个方面的原因。

第一,城市化太快,脱离了地气。父母看到土地就喊脏,看到孩子赤脚就阻止,看到手上有泥巴就赶紧让孩子去洗手。

告诉大家,历史记载,还没有哪个人因为手上沾泥巴而吃到肚子里被毒死的。你的惊慌失措看似在在保护孩子,实际上是让孩子不够勇敢。

我们在山里很少洗手,一是因为不脏,二是根本不需要,运动锻炼后,你汗孔大开,还不适合总碰冷水。

所以在这大山环境下,你会有山一样的脊梁,虎背熊腰,因为你进到山里来,白天你是闲不下的。

人忙起来就会充实,动起来就会健康。

第二,孩子手不能提,肩不能挑,不是真不能,而是你没给他机会去练。有些有远见的父母,还说要送孩子到少林寺去练武,但是武功的训练,并不是在寺庙里,而是在日常生活中,任何一个锻炼体能的机会都不要放过。

就像我们拧衣服,把吃奶的力使出来,你知道这有什么好处吗?

因为人活着就是那口气,这口气可以从你的握力看出来。

所以有时我们看患者很简单,叫患者伸出手来,使劲在我们的手上握一握,手如棉,一生不动刀和镰,肯定是养尊处优,容易伤风感冒,黄芪桂枝五物汤主之。

一握这个手的力道很小,而且没有持久力,此乃脾肾两虚,脾虚则少力,肾虚则力不持久,四君子汤加六味地黄丸主之。

像这些粗活你不干,你真得很难粗壮,而且天天都要干。

一日不干活锻炼,经络都会闭塞,就像老农每次出山前,镰刀都要磨一磨,一天不磨,你用起来都不够顺手。古人讲,吹毛用了急须磨啊!你状态再好,也要坚持习劳。

常人认为,生病了才去锻炼就真得晚了。

真正的锻炼,是在健康时勇猛精进,没病时把自己当成有病,小病时当成重病。

不是害怕它,而是重视它,把我们功夫练出来,把我们气力练出来。

所以下午我看到陆老师在使劲剁柴,她的力量增加了一倍都不止,新仁说,陆老师在砍柴哦。

我们笑笑说,你这句话讲错了,一个人生存的技能,从不说错话开始。

新仁说,明明在砍柴,我怎么说错了呢?

我们笑笑说,陆老师是在练刀法。

突然那边陈老师拿着大扫帚在扫地,新仁又说,陈老师在扫地哦。

我们又笑笑说,你又讲错了,陈老师在练腰马。

新仁听后,哈哈笑说,有趣有趣,这样讲话人精气神都不同。

我们说,你如果认为你在干苦活,那苦没尽头;如果你认为你是在练苦功,那你即将大功告成,这是说话的艺术。

一个人会不会说话,从他嘴中讲出的话,能不能给人能量就能看出来,不能给人能量的话你千万不要轻易讲出口。

因为这不但不能给人益处,而且还会降低你的身份,损害你的功德。

像我们到山里去拉柴,谢老师说,孩子们你们来拉一根柴了。

这时孩子们每个都袖手旁观,说,不干这苦活。

我们一去,对孩子吼到说,是勇士的就拉大根的,是孬种的就拉小根的,袖手旁观的赶紧下山,山里是培养龙象英雄的。

孩子们听后,每个都要争夺最大根的,没有哪个愿意拿小根的。有个娃子拿到小根的还在哭,说他要拿大的,我们立马砍一根大的给他,满足他的心愿。

所以做父母的,会不会做父母,关键就在这里,不要满足孩子的自私自利,要满足孩子担当付出的愿力。

这是教孩子学问的秘诀,你担当多少就成长多少。

所以问一下,你健康吗?你幸福吗?你每天都在成长吗?

如果你没有努力去担当,那么上面所说的都与你无关。

第七集

90 全身瘙痒怎么办

问：老师，您好！我妈妈50岁左右，身上痒有一周了，医生诊断为荨麻疹，太痒了，药膏用了也不见得有好转，该怎么办呢？

答：闹心之人身易痒！诸痛痒疮，皆属于心！痒为泄风，所以治痒要疏风通络。疏风通络的药有各类藤类药，如海风藤、青风藤、忍冬藤、络石藤。

大家看这些藤藤条条，它们能够窜走上下，起到通络去风之效。

同时这些痒还有一个来源，就是血液有毒浊，沉渣泛起，刺激神经血管壁，就会瘙痒。

这时要治本就得败毒下行，故会用些除毒热排血浊的草药，如大黄、黄柏、艾叶、苦参、贯众。

用这两个思路，随便加一些药来煎水洗澡，会有效果。但对于慢性荨麻疹痒症，就不能单独依靠外洗方，还要健脾。

同音，同义，脾者皮音也，脾胃有一个重要作用，它把营养物质输送到最外层皮肤。最外层皮肤出问题，反映其脾胃输送精微功能减退。

万物生长靠供养，失去供养不生长。皮肤乃至五脏六腑都要靠脾胃去供养，这个后备粮草关出了问题，前线根本没法打仗。

故《难经》上讲，损其脾者，饮食不为肌肤。

当你的脾胃受损后，肌肤就得不到充足的供养。各类皮肤病的真相都是脾胃伤，不让脾胃恢复，皮肤病是不能根除的。

名医李东垣看到这点说，脾胃一伤，百病丛生，脾胃一好，万邪立安。

所以我们常让患者内服参苓白术散，或六君子汤加五皮饮，取它培土生金，助肉长皮之意。

一个国家内壮后，它的边防自稳；一个人脾胃强大后，他的皮肤自动强大。

我们觉得治疗这些皮肤病，真的没有难度，为什么呢？还没用药，它们就纷纷走掉了。

这两期山林班，都有湿疹、脚痒、荨麻疹、癣疾及黑眼眶的学员进山来。

他们着急地问，要怎么治？

我们笑笑说，可能山林班还没有结束，你的病就好了。按照山林的规矩做，没有哪种疾病难缠的；按照《黄帝内经》的自然法则、生命法则做，生命的问题、疑惑都会解开。

结果有些当天就好，有些三四天就转过来。你想一下，吃的是粗茶淡饭，喝的是清澈的泉水，呼吸的是大自然最纯洁的空气，整个人五脏六腑都通过三五天洗了一遍，你身体里还有什么藏污纳垢之处，只需要轻轻拍打，加强穿越的力道，很快就能把它们消化，排出体外。

当你狼吞虎咽，饥肠辘辘的时候，也就是你病消体旺之时。

我们问孩子们，七天山林班又快结束了，你们会不会觉得累啊？

艾克大声地说道，没有压力，只有动力，没有疲累，只有精神。

昨天一个大穿越下来，下午一点多才回，回来后大家喝碗汤，精气神马上恢复，说还可以继续走。

这就是身体的真实表现,穿越不知疲倦,身心修复速度超级快。

从一定意义上讲,人会生病,就是身体修复速度跟不上疾病生长速度。

当你修复速度远大于疾病生长速度时,那疾病对你是无可奈何的。

91 眼睛红肿发痒的治法

问:老师好,最近我右眼内眦有点红肿发痒,看手机多了尤甚,除了少看手机外还有没有其他治疗方法?

答:久视伤血,凡病要戒过度,《内经》叫生病起于过用!眼睛红肿发痒,可用夏枯草、桑叶和菊花煎水内服,效果较好。如果大便不通,可用大黄和甘草两味药。

曾有位患者吃补药后,大便不通,眼目红肿,用大黄和甘草泡茶服用后,大便不通、眼睛红肿就下去了。

可见身体是不需要轻易去用补的,关键是要保持二便通畅,当然你如果觉得药复杂了,你还可以用一味蒲公英,煎汤后一半外洗,一半内服。

张锡纯先生非常赞叹一味蒲公英治眼疾之功,它还是治疗慢性胃炎、"压气饭""夹板气"的特效药。

什么叫夹板气呢?就是你顶头有上司,周围有同行,下面有员工,内外上下都夹着你喘不过气来,让你很郁闷,带着这团郁闷之气去吃饭,就会伤肝胃,长此以往,容易导致脂肪肝和慢性胃炎。

所以用逍遥散加蒲公英,重用蒲公英30~50克,疏肝健脾降胃。我们用这小方法治疗的慢性胃炎,不下数十例。

因为现在人都有一个特点,就是爱抱怨,容易生小气闷气,服用逍遥散,消散其气郁。

总是生气上火就会发炎症,肝炎、胃炎、食管炎、咽炎、角膜炎、口舌溃烂发炎,整条消化道火都往上烧,这时重用一味蒲公英,从上往下降火,顺气撤热下行。

而且这味药非常平和,不会有苦寒败胃的担忧,如果配合光脚丫,徒步穿越,你身体真没有那么多炎症火气来让我们治。对于常用电脑、手机,久坐用眼过度的人来说,除了少用眼外,要懂得上病下取,多迈开腿,你的火气就下去。

两条腿是缓解压力最好的武器。

92 夏天吃什么能除体内湿气?

问:夏天吃什么除体内湿气?

答:一分湿一分懒,湿盛之人要戒懒!懒一懒多喝药一碗。夏天吃什么能除湿气呢?太多了。

《黄帝阴符经》讲,食其时,百骸理。

吃着这节令盛产的蔬菜五谷,能够保护你的身体。像夏天冬瓜薏仁赤小豆汤就是很好的解暑除湿汤。

如果有热火,你还可以加绿豆,绿豆能清肝火;如果是慢性湿证,则应健脾用健脾之品像山药、芡实、薏仁、莲子来煲汤服用,再配合运动锻炼,湿气就像拧毛巾那样被甩干。

为什么用山药来治湿呢?山药乃植物粗壮有力的根薯,服后能倍力气。

《草药歌诀》上说，甘甜生肌补益用。

这些甘平之品能够健脾益力气，当脾胃有力后则湿气在身体里根本留不下去。

所以急性的湿证，直接除湿利尿；慢性的湿证，必要健脾培土，土能制水也。

就像急性的洪水来了，要泄洪疏导，但平时要注意提防，加固堤坝。

93 腿遇阴雨天寒凉怎么办？

问：老师您好，我的腿遇阴雨天特别寒凉是怎么回事？是体内有湿吗？该怎么办？

答：此乃老寒腿之象，《黄庭经》云，日月之华救老残！要多晒太阳，多做脚底按摩！腿脚凉，阳气伤，阴雨天加重，经络不通，除了运动发汗疏通经络外，没有任何特效药能够保证一个人不患风湿痹症。

运动是升阳气最平稳有效的方法，运动前后都需要疏通经络，有些人没有完全懂运动之道，以为运动前做做准备活动，运动后就忘了疏通经络。

其实你如果运动后再做各种疏通经络的动作，有更加不可思议的效果，这是实践出来的可喜成果。

我们爬山回来后，再疏通经络，做一些拉伸动作，发现经络比平常更柔软。

几个小朋友打起双盘来，根本不知道疲累疼痛，浑身上下通畅，没有半点怕冷畏寒之感。特别是在夏天，大家要把握机会，上天安排一年四季都有它的用意。

春天是给你疏肝的，要你多走动，少呆在办公室。青蛙蛇虫都出洞了，你就不能还待在家里。

夏天无厌于日，一个人夏天讨厌阳光和出汗，不敢把自己晒黑，那么医生就会经常光临他的家门。

《黄帝内经》讲，冬病夏治。

怎么冬病夏治，并不是叫你夏天吃附子，这是很表浅的意思，深层次的意思是要像夏天那样，蒸蒸发热发汗。通过慢性持久的耐力运动，身体像蒸包子那样，蒸蒸发汗发热，可以化掉一切沉寒痼冷。

邓老师高兴地说到，这次山林班下来，我感受到身心无比通畅，在这里也没有吃补药，怎么一不畏寒怕冷，二也胃口大开？

我们笑笑说，你看在山林里，大家扫地在烈日下，练腰马、剁柴在落日余晖中，是在修炼刀法，徒步穿越，把两条腿练得健步如飞，而且是赤脚的。

物理学有句话叫摩擦生热，一切阳气不足的，都可以通过摩擦脚底板产生的热气阳火，直接通过脚底的经络向上温暖，把脏腑的沉寒痼冷气化掉。

这些所有的包块积聚，一动就大，一晒就化，所以冰饮是送给敌人吃的，干活发热、发汗是跟朋友一起去做的，关爱你的朋友，就带你的朋友去运动发汗吧，夏天就是养阳最好的时候。

94 过敏性鼻炎的中医治法

问：老师，请问过敏性鼻炎中医有什么治疗办法？

答：中成药可考虑：玉屏风散加小柴胡颗粒，可令上焦开发，宣五谷味薰肤充身泽毛，若雾露之溉。像普通过敏性鼻炎，一个是鼻三药，即苍耳子、辛夷花和通草，或再加些四君子汤、桂枝汤，培土生金，效果较好。病转慢性，多属脾虚，要虚则治其母。

95 夜尿多的治法

问：夜尿多是因为什么？

答：夜尿乃阴性之物，《内经》曰阳主固密。阳气不固尿水多。夜尿多，一般是肾不藏精，膀胱失约，下焦气化功能减退，晚上要七分饱。金匮肾气丸有直接治肾虚夜尿多之效。

白天你运动量不够，经络没有疏通，现在是夜尿多，将来还容易失精。

在南方，有些村里的老人都知道用些金樱子、牛大力各30克来煮水，加点糖，对治夜尿挺有效果。我们推荐给几个孩子，他们吃了后都反映很好。

下午田老师问，我们运动跟你们运动不同，我们是在健身房里，还有空调，在这里晒这么烈的太阳运动，我们受不了啊！

我们笑笑说，运动有多种方式，中药陈皮、熟地和黄精，通过九蒸九晒后，入口即化，很好吸收。

日月之华救老残，在旭日下劳动能延缓衰老。

你看药物蒸一次，再晒干，不就像人出一次汗，再让它干吗？

所以为何有人体质那么好，每天他都有适当的出汗，汗出一身轻，肠通一身劲啊！

96 减肥要靠运动出汗

问：如何减肥？

答：管住嘴，迈开腿，此条乃减肥强身不二原则！减肥要靠运动出汗，补肾要靠通肠。

有位潘老师，体重160多斤，短短几年应酬，体重增长了几十斤，一次体检，查出"三高"。

他不相信，去了五六家医院，每个医院都是这个结果。拿着这个检查结果，他下定决心要跟疾病战斗到底。

当他得知用红薯叶能减肥时，立马即知即行，一个月只吃五分饱的饭，配上水煮的红薯叶，没放油盐。

潘老师笑笑说，这种吃法，你想吃饱吃撑都很难。

结果十多天减掉十多斤，一个月减掉30斤，再到医院检查，"三高"全没了。

这么勇猛地减肥，疾病都怕你，现在潘老师十几公里的穿越，腿脚轻健，不在话下。

潘老师说，单靠吃红薯叶还不够，还要运动，我能够减这么快，而且没把身体减坏，就是单靠吃红薯叶加运动。

大家看了后都非常惊讶，许多好的方法，我们都有，只不过跟患者讲时，患者执行力会有所不够。

大家知道，一个军队再强大，如果执行力不够，一盘散沙，虽人马多，必败；一个军队，虽然人数不多，但每个人都很听话，令行禁止，结果攻必克，战必胜。

我们这个时代不缺乏最好的药物了，缺乏的是把执行力、战斗力练出来，你真想治病，你得拿出勇气来。你要进山，你已经做好勤修苦炼的准备了吗？习勤能使一身振。

一切的疾病都是拦路虎，当你拥有强大执行力时，所有拦路虎都是纸老虎。

所以在我们山林里，你吃素和运动跟外面都有天壤之别的效果，为什么呢？全因皆运动克懒！践行三干精神，旭日东升干、头顶烈日干、披星戴月干！很快身体粗壮、形貌黝黑、胃口翻倍、睡眠深沉。

当你跟在一个有强大能量气场的团队里时，你一天到晚都会处于精进状态。

97 乳腺增生与情志有关

问：老师，我看了前面写的说生殖系统的疾病要先反思是不是对父母不孝顺，感觉很震惊，第一次听到这样的说法。我有乳腺增生十多年了，两年前发现有钙点，看了没事，但也没办法治。今年又有了囊肿了，吃了两个月的药感觉好点，月经前还是痛。总感觉是吃药就好，停了还犯，不知道怎么办？看到上面写的想问问是不是有别的原因呢？

答：多读古书开眼界，少论是非长精神！从心理学上讲，孝顺的人一般恭敬心比常人要足。《四书五经》上讲，敬胜百邪，恭敬心足则正气足，正气足则百邪退，不孝叫作叛逆，叛逆的人，气降不下来。

补肾有两种方式，一种是直接用补药，如枸杞子、覆盆子、熟地、黄精、巴戟天，这些多肉、津汁多之品，补充人体肾精。

另一种补的方式为五行相生补，肾属水，肺属金，降金能生水，所以降肺气能补肾，而叛逆的人，肺气不降，金不生水，久则肾水亏虚，生殖系统出问题。

在山里常有一些学员说，怎么刚开始走路腰酸背痛，可一觉就恢复过来？

我们笑笑说，睡觉就是降金生水，水一足，腰酸背痛就消除。

而那些不孝不敬的人，气焰嚣张，精水不下降，很容易腰酸腿软。

所以腰部和生殖系统问题，久治不愈的要反思，是不是恭敬心不够。

大家看，乳腺结节和包块囊肿，为何做完手术后还会再犯，你找不出原因来，对果治疗，还是会长出果来，这叫斩草不除根，随后它又生。

《黄帝内经》说，必伏其所主，而先其所因。

必须直接找出病根来。古代医家一致认为，所有积聚包块都是因虚而生的。

《黄帝内经》讲，邪之所凑，其气必虚，因虚留积，包块乃成。

我们现在并不担心患者病有多重，有多难治，担心的是你能否站起来，立马重修身体，与这些疾病做斗争。

百分之九十以上的病，都因为忧思加重，因为害怕小病变大。疾病像弹簧，看你强不强，你强它就弱，你弱它就强。

山里有一条格言，不怕你跌下去，就怕你没有立刻爬起来。

大家去石溪穿越时，常有孩子踢到脚，摔伤屁股，他们哈哈笑又站起来了，面对困难疾病，最强大的杀手锏就是一笑了之。

我们办这几期山林班，感受到人不是因为病重而脆弱，而是因为脆弱后，小病变重，当你有吃苦耐劳的精神时，大病都不当一回事。

所以如何调动患者吃苦耐劳的精神，这在治疗疾病过程中起到相当重要的转归作用。

而爬山穿越，恰恰是调动孩子吃苦耐劳精神最好的方式之一。

长途跋涉，脚被磨破了，眉头都不皱，皮肤被晒黑了，嘴还冒出白牙。

在山里我们基本上每隔几天都会有些伤痛，不是被竹子刺伤，就是被沙砾刮伤，要么是拿锄头斧头用力猛烈，把手摩擦出血疱来。

劳其筋骨，磨痛后，看似表面痛，体质却在加强。在农村，人人都熟知这样的经验，春三月，用斧头敲打枣树，枣树会多结果实。

瓜农发现在西瓜开花结果时，用竹针插入藤茎的中部，像是给西瓜针灸一样，西瓜会长得更快，而且中途不会落果，成熟时,西瓜又大又甜又多。

现代科学认为,对植物扎针,或用其他方法进行刺激,能使植物产生更多的生长激素,提高光合作用效率。

而我们却是这样想,当植物受一些外伤刺激后,由于本能反应,它会打破常规的生长状态,变得更积极,根会往更深处扎,吸取更多的水分、能量物质,去修复创口。

在修复创口过程中,它的叶片会变大变粗,它的藤茎会变得更强更韧,这是生物界的自救现象。

所以刘老师带孩子进山来,看孩子跑着摔伤了,还笑笑跟孩子说,跌一下,长更大。

这样我们就可以解释农村的这种现象,少年多受苦,长大时身体强壮,有钱难买少年苦。

苦难不是生存的障碍,是生长强大的需要,想通这点,我们对伤痛的恐惧就消除了,这在中医上叫思胜恐,当你明理通达自然规律后,你对疾病跟伤痛根本不会恐惧。

不恐惧,伤痛就成为你成长的力量;一旦恐惧,伤痛就成为你生存的压力。

所以同样一件事情,看你会不会转,不会转,好事情变坏事,会转了,不好的事情也变好事。

98 小孩睡觉出汗,易咳痰,怎么办?

问:小孩晚上睡觉流很多汗,很容易咳痰,怎么办?

答:汗乃心之急,咳有肝紧张,皆木火之象,宜寻求土缓急之道。小孩子咳嗽时,脾胃亏虚,尤其是久咳慢咳,要注意培土生金。参苓白术散和四君子汤可以很好地培土，提高抵抗力，同时若要小儿安，三分饥与寒。

大饱伤脾。如果孩子经常吃得很多，他的咳嗽是很难好的。如果一段时间少吃，体质会上一个台阶。

这叫少吃多滋味，多吃胃受罪。

99 坐月子又偏素食怎么办？

问：请问坐月子如何饮食，我只吃了小米粥会不会营养不够？之后宝宝哺乳期，素食妈妈一天几餐？宝宝加餐后，饮食简单为粥，没吃水果行不行？这个时期吃苦行不行？我瘦了十斤，因为素食和睡眠早、睡到三四点起。这样有问题吗？

答：世人个个学长年，不悟长年在眼前。我得长年养生法，只将食粥致神仙！坐月子期间，想要身体好，又偏向素食的，有一种食物，吃了后易吸收，且不会有排泄障碍，不会加重五脏六腑负担，这味食物就是植物的根薯，根薯硕大，属于肾主封藏之象，它的名字就叫作淮山。

一味淮山粥，又名神仙粥，能够冠以神仙粥为名的，它会有你难以想象的效果。

淮山粥专治一切病老虚劳、忧伤饮伤。两千年前张仲景就用淮山汤治疗虚劳气血匮乏引起的百病丛生；民国时期，张锡纯直接继承张仲景衣钵，发扬淮山的神奇功效，屡用重剂量山药起沉疴，转疑难之疾为简单，救大病，化病苦之人为寿康。

《药性赋》讲，山药而腰湿能医。山药香，补脾伤。

大凡腰脚周围的湿邪都可以靠山药来健补脾胃除掉。

还有一些肝功能不太好的患者,不知道怎么办?中医不是见肝治肝。

张仲景讲,见肝之病,知肝传脾,当先实脾。

而一味山药就是实脾灵丹,可是许多人服用山药却不得法,有五点可以加强山药粥的吸收。

第一,山药粥要熬烂。凡是生病的人,脾胃都不太好,饮食做到软暖缓三个字,就能保护脾胃。

第二,服用山药粥,必须配合适当的运动。劳动出汗,再服用山药粥,就像农民耕田种地,松土后再施肥,植物就吸收得很好。

第三,要细嚼慢咽。多用牙齿咬肌的功能,固齿就是固肾。

第四,不能熬夜。

第五,山药粥量要大,时间要长。不是吃三两天,而是要坚持三两个月以上,等土气起来后,肝木的疾患,不管是炎症还是亏虚缺血,都会得到解除。

100 小孩经常流清鼻涕、咳嗽怎么办?

问:老师您好!我女儿三岁半近半年经常流清鼻涕、咳嗽,每次咳嗽好后两三天,一着凉又开始流清鼻涕、咳嗽,请问有什么办法吗?

答:气血足,百病除,气血虚,万邪欺!小孩子流清鼻涕,用芳香开窍的药就能迅速治标,如山苍树配牛大力、山药。或直接用黄芪口服液!

而用健脾益气之品,可以医本,如四君子汤加鼻三药(苍耳子、辛夷花、通草)。

当然要让孩子身体彻底强大起来,鼻子的问题才能彻底根除。想要脱胎换骨,要受一番苦,这种苦不是吃药苦,而是炼精化气苦。习勤能使一身振!

我们现在龙山练身堂,就专门有鼻炎的患者靠跑山彻底将鼻炎根除掉了,困扰十几年的问题几个月就解除。

攻克鼻炎、流清鼻涕有五个必须:

第一,必须早睡早起。

第二,必须严格禁止贪凉饮冷。

第三,必须每天要出汗。通过运动把内外衣汗湿,只要有一点没湿透的,你治病的效果都不够透彻和快速。汗出一身轻,真正通透地出汗,你会觉得浑身轻松有劲。

第四,必须杜绝大饱伤脾!不可有一顿吃伤。一顿吃伤,十顿喝汤,吃伤一次,你白吃了十天的药。

第五,必须读圣贤书,而且要用洪亮读经法,将喉轮肺门打开。声音亮身体壮。所有鼻炎都是精气神不足,管道闭塞的产物。读书可以医病,普通人不相信,因为他没见过。世人总以眼见为实,所以我们在录制洪亮读经法,读出气壮山河,读出虎啸龙吟,让大家看看如何转抑郁为开朗,变羸弱为雄强。

101 尿频、尿急、尿无力的治法

问:老师,我有个姑姑,一直在农村务农,由于尿道变窄,尿不出,在当地中医院住了一个月,吃了不少中西药，现在靠导尿管导尿。医生说靠导尿管让尿道恢复了再拿出来，请问中医怎么调养？她晚上睡不着觉并且有便秘，一个星期才上一次厕所。我姑姑五十多岁，想听下老师你的意见。

答：不惜元气，服药无益！元气乃原动力之气，可推开一切积滞。人体管道经络，缺乏元气充养，像瘪了气的皮球一样，鼓不起来，各种尿频尿急尿无力就出现了，大便也堵住不通了，此为无力行舟。

皮球瘪气了该怎么办？补漏充气啊！人体气虚尿储积了怎么办？补气利尿啊！

所以我们用补气利水之法，何患尿道不利，临床上常用黄芪配瞿麦、萹蓄或益母草，边补气边利水，标本兼治。

无论男女老幼，气虚则郁。山下有一位大爷，得了慢性前列腺炎七八年了，很是痛苦，尿频急无力，吃点利尿的更加虚无力，吃点补药又上火，然而最近他的症状却减轻了。

我们问他用了什么办法？

老人说，药不全管用，早睡早起也不全管用，两个加一起就全管用。

原来他用黄芪、赤小豆、五指毛桃、牛大力和党参补气利水之品煲汤。

老年人中气足后，自然小便通畅。《黄帝内经》讲，中气不足，大小便都会失调，中气充足，大小便都会通调。

这是用补药之体做利药之用，配合早睡早起，没病惹你！身体就康复得快。

102 顽固偏头痛的治法

问：老师您好！我二哥的偏头痛很严重，每年反复。他说是血管性头痛，有什么治疗方法吗？另外，多年来已看过许多医生，仍未得到根治。但随着年龄的增长，偏头痛有所减轻。现在是两年一发，一个月后自然消退。

答：止痛片治标，养生医本！偏头痛好治，前提是你要下决心，当你下决心干一件事时，你就成功一半了。下决心学养生，可以去病根！

可以通过五方面彻底根除偏头痛，做到后它从根本上就痛不起来了。

第一，偏头为少阳胆所管，胆经子时当令，故十一点钟前必须睡觉。坚持一个月下来，体质精气神上一个台阶，会有不可思议的效果。夫善医者，专论精神！

普通的头痛，单这一条做够，病痛就不翼而飞。

第二，绝不生气吃饭。着急或生气吃饭，血管、胃管、肠管都会扭曲。

细嚼慢咽，太阳穴会动，脑部经脉血管会被拉通。可以放松神经，缓解压抑。

平常人以为细嚼慢咽是让胃好一点，他不知道细嚼慢咽是让大脑更好。细心地咀嚼，就等于给大脑做按摩，活血化瘀，老了不容易得痴呆，这是任何药物都没法取代的。

第三，赤脚走路。每天至少半小时，走到脚痛的效果更好。头痛医脚，上病下治！现代研究证明，加强人体四肢末梢循环有助于颅脑血氧通畅!

第四,坚持不吃撑。胃肠吃撑了,血脉会贲张,胃肠不撑,血管会轻松。那些容易发火的人,大都有吃撑吃伤的习惯。九窍不利肠胃生,大饱伤脾百症起。

撑在肚里,你不发火还不行,所以想在根源上减轻怒火上头,必须学会釜底抽薪,这不仅是在治偏头痛,更是在延年益寿。

第五,药物配合。顽固的偏头痛,久病入络,久病必有瘀血,久病多虚,所以常用补虚活血通络。如通窍活血汤是治顽固头痛专门!

黄芪、党参补虚第一。

当归、鸡血藤活血第一。

全蝎、蜈蚣虫类药通络第一。

一般虫类药,能不用即不用,可以用丹参、穿破石替代。

像这些随手拈来的几味药,通补兼施,在养生基础上用,都有不可思议的疗效。

103 如何强健脾胃?

问:如何补肾?老年人脑萎缩,脾胃不好怎么办?口腔溃疡上火了又该怎么办?

答:以上这些问题,大都是肾水不足,火气上炎,肾水为什么不足,为什么六味地黄丸和知柏地黄丸效果都不理想。

《黄帝内经》上讲,北方肾主水,其畜为猪。

五畜对应的是五脏,因此许多人认为吃猪肉能补肾。

猪肉能补肾的话,那卖猪肉的人都不会腰酸腿痛,那又当何解呢?猪又有什么特点?四个字随遇而安。一生平和之福总是随缘!

随遇而安,气气归田,每个呼吸都在补肾。

芳老师惊喜地在下午说道,在山里第二天锄地、拉柴没有腰酸背痛,但在家里,睡醒后腰酸背痛,吃了多少药都没管用,在山里没吃药就觉得身体很精神、很有力。

其实这一期所有的女学员们都是打地铺的。

有人说,打地铺会不会地下有湿气。告诉大家,你只要疲劳入睡,一觉而起,这八个字做到位,你的抵抗力超乎你想象,这是山里习劳运动、跑山推车训练出来的一条生命原则。

不疲劳不上床,保证一觉到天亮,不睡第二觉。有这种铁一般的纪律跟生命原则,你是想病一病都不容易。以前我们读书时,一年偶尔还会生生病,上上火。

现在发现想生一下病都觉得很奢侈,没什么病可生了,已经很多年都不知道药是什么味道,为何呢?

我们感受到一条非常重要,必须严格睡好觉。白居易这些大文人豪客,他们读书千卷,见识广博,对于调理自己的身体也非常有一套。

白居易讲,一觉闲眠百病休。

当一个人没办法睡好觉时,就需要引起高度重视了,而不是等得了大病重病才惊慌失措。

我们现在人对于失眠、厌食这些常见问题没有重视。但这些是养生非常重要的事情,重要的事情你没做好,结果紧急的事情像生病、发火就会经常发生。

养生就一句话,把重要的事情尽力做好,那就不会有紧急的事情发生了。

可是重要的事情许多人并不以为重要，或者说我没时间锻炼，没时间入山充电啊，没时间归田园跟父母干活习劳啊！

告诉大家今天没时间运动锻炼，明天就有时间上医院。老农把锄头一放，身体就会频繁生病，饱经风霜雨露以及在田间劳作、出汗的农民，远远比游手好闲、好逸恶劳的人生命质量更高，寿命长度更广。

大家都奇怪，为什么普遍家庭妇女比男子更长寿，其中有一条关键是大部分家庭妇女更耐操劳，她们劳其筋骨手脚的机会很多。

下午在锄地的时候，大家很奇怪，夏老师从上海过来，在上海生活和工作的人居然还有时间到乡下来参加田间习劳体验。

夏老师笑笑说，有没有时间，不看你每天忙不忙，而看你喜不喜欢，你喜欢了，就会有时间，不喜欢了，就不会有时间。

夏老师这一语惊醒梦中人啊，如果你不喜欢习劳，在农村你身体也好不到哪。如果喜欢习劳，在城市：

整书拂几当闲嬉，徒步安详胜马骑。

劳其筋骨人常健，户枢流水即吾师。

104 唇炎的治法

问：我唇炎严重，有什么好办法吗？

答：大饱伤脾，脾开窍于口，唇口发炎，责之脾胃。像一般的唇炎，只需要通降肠胃，一味马齿苋凉拌就管用。管得住嘴，嘴上的问题就管得住，甘得住清淡，炎症就上不来。真是无求便是安心法，不饱真为却病方。

105 小脑萎缩、颈椎病的治法

问：老师您好，我父亲75岁，颈椎管狭窄，偶尔左侧手和腿哆嗦十几秒。我母亲80岁，轻度小脑萎缩。请问有没有治疗颈椎管狭窄和小脑萎缩有效果的中草药？

答：此乃气虚精亏人老迈，用补中益气汤可延缓老化。老年人小脑萎缩、颈椎问题，要从中青年时就着手治疗。老来疾病大都是壮时得的。青壮年时用脑过度，可以靠练金鸡独立来平衡；脑部的充血靠光脚丫，可以快速缓解疲劳，延缓大脑衰老。同时，日月之华救老残、老化、残弱快的人，要努力增加运动与晒太阳！

106 痰湿体质如何调理？

问：痰湿体质怎么改善？老师，再问一下像这种体质应该多喝水还是不喝？虽然现在是夏天，但平常一点也不渴。一般很少喝水。

答：痰湿体质的人喝水都长胖，称为水胖。《黄帝内经》讲，诸湿肿满皆属于脾。思伤脾，久坐伤脾，大饱伤脾，人极易水胖。

减痰湿水胖对于我们来说真是小菜一碟，疾病考验的不是医生水平的高下，更多的是患者下决心大不大。

当你下决心要认真治疗时，你就成功一半了。有没有下决心，标准是对于医生提出的建议，你执行的到不到位。

例如，肥胖痰湿，减下来，注重这五点同时到位，减肥的效果是看得见的。

第一，必须严格七分饱。没有一顿吃撑吃胀，吃完后你还觉得肚子有点空，这种效果最好。

不管你吃什么，前提都是没有一丝饱胀感。

第二，吃完后半小时到一小时，别轻易坐着。如果吃完后你不想站起来，说明你已经吃过度了。元气胜谷气则健，谷气胜元气则病。

元气不足时，你稍微吃多一点，就站不起来了。当吃完饭后你并不想走动，说明这顿饭你已经吃多了，有人说我才吃半碗呢？

半碗对于你来说已经过量了，你不习劳出汗，小半碗就十分饱了；你习劳运动，三碗下去，还没有七分饱，因为习劳让经脉变大，肠道变宽，容量提升。

第三，每天要从头到脚把衣服、裤子汗湿一遍。九蒸九晒可以炼制出极品熟地，同样九蒸九晒可以练出极品身体。

如果你怕太阳晒，怕蒸出汗来，却喜欢食凉饮冷，就等着长包块吧。

凡物一动就大，一晒就化，你只要肚子鼓大了，痰湿重，就别再贪凉饮冷了。

现在许多人都有啤酒肚，肚皮像游泳圈，他们中绝大部分人都不喜欢晒太阳。

有位患者全身水胖，一百七十多斤，血糖、血脂非常高。

我们跟他讲，你能否每天从头到脚出一次汗？

他说，为了治病，可以。

于是我们给他开五苓散，两个月他再回来，减掉二十多斤，血糖降到临界值，血脂正常。

我们问他有没有吃西药？

他说没有吃。

在他朋友圈里，都说我们能用中药减肥降血糖。大家想一想，你去研究五苓散，是不是能降血糖、降血脂呢？

如果你没有配合每天运动，从头到脚湿透一次，就是汤方再好，出自张仲景手中，也是有限度的。

未来的医学，不是你病了该吃什么药，而是你病了应该改掉什么，应该建立什么习惯，病得愈疑难的，愈需要改掉懒惰恶习，勤动起来。

动一动少生一病痛，懒一懒多喝药一碗。

第四，严格执行早睡早起。只要懒床晚起了，身体湿气就加重；只要晚睡熬夜了，身体元气就亏减。

我们这时代，余老师讲，最常见的一个证型就是气虚湿陷，而最常用的治法就是升阳除湿。

像肥胖者，可用白术配薏仁，苍术配茯苓，黄芪配益母草，党参配玉米须，这都是非常厉害的补气利水方法。

用这些小药对坚持煲汤，然后配合早睡早起，则小便量大，身体变轻松，不管是口干渴还是不想喝水，都是一种治法，叫不二法门。

第五，现在人有本事发脾气，没本事睡个好觉。睡觉也是一种本事，这种本事比你会赚钱更重要，因为会赚钱的最后未必能够微笑，而会睡觉的则一定能笑到最后。

现在多少人感叹一觉好梦难得，为何呢？心意识用得太厉害了，电子产品绑架了你，让你心脑安定不下来，凡是疾病到最难治的关头,最快速的办法就是隔断跟电子产品的联系,回归一种自然的生活。生活模式重塑,可转变精神状态。

这是最后的保命之招,也是山林生活里最为厉害的杀手锏,所以我们专门设计有没电的老屋,天黑了自动就睡觉。

几天就把你在外面倒的时差在山里转过来。所以山里有一百种方法让你睡个好觉,就看你愿不愿意选择。山里不强求学员做任何事情,但会给你提供更多健康的选择,你选择了,你的健康就掌握在手中。

107 孩子积食发热、老人血糖高、睡眠不好的调理方法

问题1:2岁多的孩子发热应该怎么退热?怎么判断发热原因?如果是因为吃了凉的发烧也可以看做是小儿变蒸吗?体温超过38.5℃时应该吃退热药吗?如体温降不下来会不会有损内脏?

问题2:老师,老人血糖高降不下来怎么办?中药方剂中可以降糖的能不能给讲解几个?

问题3:我儿子27岁,现在总怕冷,晚上睡眠不好,怎么办?

答:小孩子要戒撑,少年要戒色(邪淫、手机沉迷),老年要戒得。

我们办这么多期山林班,感触最大的是,孩子控制不住零食、手机和电脑,他就会被疾病控制。

小孩所患的绝大多数疾病都跟饮食不节有关。江西有位儿

科名医，他用保和丸治疗二十八种病机，找他的孩子多得排着队。抄方的学生很惊讶，为什么老师开来开去都是保和丸，而且保和丸在老师手中开出来效果就那么好？

原来保和丸是专门除痰积、肠滞的。像这些容易发热的孩子，有一个共同特点，就是大小便肠胃都不是很好。

老先生基本上都会达成这个共识，二便均分，身心寿康。人体阳明肠胃是最大的降机，这个肠胃走得快，疾病就在身体留不下。

而保和丸就是专门针对肠胃中积滞而设计的，我们常用保和丸再加一味大黄，消磨肠胃积滞，打开排泄通道。

大家看，大自然里，外面草沤久了都会湿腐发热。昨天下午去挖地的时候，我们把一大堆沤久的草捞起来，只见草里郁腐蒸蒸发热。

孩子们看了很好奇地说，是不是着火了？

我们笑笑讲，这就是积热，因积化热。所以要想孩子不发热、少发热，你只要能够保证孩子不吃一顿饱。不让孩子吃饱吃撑，不是因为家里贫穷，而是一种健康智慧的活法。

陆老师的孩子，以前身体经常出现各种不适，进山里后就什么问题都没有，而且今天十八公里中穿越，四岁半的娃子不用妈妈抱，一路勇往直前，徒手爬坡，乃至四十多位从全国各地来的学长们没有一个敢喊累喊苦。

我们笑着跟大家讲，你们哪个敢喊苦喊累，我们立马叫四岁半的娃子出来羞辱你们。

连三四岁的娃子都能走的路，你们没有理由喊痛喊累，结果从早上八点多走到下午两点多，中途没有怎么停歇过，回来后孩子们还活蹦乱跳。

陆老师惊讶地说，我真得很吃惊，我想不到我这么能走，我的孩子潜能这么大。

我们笑笑说,仅仅是几十公里的徒手穿越算得了什么,我们还没有武装穿越、负重穿越呢?

一旦练习武装穿越、负重穿越,一个月下来,你们就会脱胎换骨,凭什么呢?

凭你在哪里都睡不到像这里的好觉。白居易讲,一觉闲眠百病消。一个人真正睡好觉后,他会感到脚底生风,有股劲从足跟涌出。

所以我们看这么多患者,还没有发现过哪个患者真正睡好觉的。现在人睡眠质量差,一个连吃饭、睡觉能力都退失的人,他已经失去了基本的生存能力了。

所以你进到诊室来,或走入山林,走起路来,只要不是健步如飞,你的身体就有问题,就不够健康。

健康就两个字,一个健字,一个康字,健字就是健步如飞,康字就是心胸通畅。健乃有力量,康是有心量(康乐)。

所以这些中老年人血糖高,小孩子容易发热,二十来岁小伙子鼻炎怕冷,看似不同的病、不同的表现,他们都缺乏好运动和好睡眠。

你运动量不够,一碗粥吃下去都会有食积;不怕你把食物煮得有多烂,喝杯水你都生湿;你运动量够,你不会怕零食,不会怕上火,所以在山林里,谁有资格消化这些零食?就是那些勤劳积极干活的学长们。

山林有这样一条宗旨,一日不作,一日不食。一日不干活,一日不读书。

践行的是耕读传家久的山林道风,耕乃衣食健康源,读乃圣贤智慧种。

想要一辈子减少疾病吗?想要对疾病不再恐惧吗?现在人

都在害怕疾病，其实怕错了，疾病都是结果，应该害怕的是因，生什么病都有得救，唯一没救的是在病中还不断造苦因病因。

大家刚进山里来，都在逃避粗活，不知道没有粗活就没有身体粗壮。大自然进化是很科学的，你身体去担当多少，就有多少的力量，你承受一百二十斤的，你身体就有一百二十斤力量，你承受五十斤的，你身体很难有超越五十斤的力量。这叫用进废退！符合达尔文的进化论！

我们上一辈的人，他们有硬朗的腰板、强壮的身躯、有力的手臂，全在于年少时，挑担拉柴，敢于担当。

所以早上孩子们起来，胃口还不是很大，我们笑笑说，给我二十分钟，马上让你们开胃，见到饭菜狼吞虎咽。

于是晨起早读完后，必定是去拉柴。当我们将洋葱蹲苗的故事讲给孩子们听时，孩子们争着拉大柴，也不怕衣服脏。一个人不怕脏、不怕苦时，他的潜能正在猛长。

吴老师看到路上有些小柴都不屑一捡，麦老师看到近处的柴看都不看，跑到更远处来拉。

他们一选就选择大把的，力量是扛出来的，能力是担当出来的，看着他们挥汗如雨，大家就可以想象，那顿饭有多香，那个觉有多甜。

普通人干活总是干一点，留一点。《山林要则》讲，干活以尽力为付出，用六成力跟尽力完全有天壤之别，时间久了，那些拈轻怕重，省力不干的人，他就会抱着药罐子，烦恼障很多。相反，那些勇往直前，全力以赴，每件小事都不遗余力地全身心投入的人，他必定是愈干能量愈大。

有人讲，为什么你能够不断地写出那么多书籍来，而且书籍还销量不错？

我们笑着说，刚开始连普通的文学功底都不够，正因为才疏学浅，所以全力以赴。当我们做事情还没有全力以赴之前，身体还是有明显病痛烦恼的，不是偶尔感冒上火，就是脾气大烦躁，一旦全力以赴，奋不顾身时，反而病痛烦恼少了。

由此我们得出一个心得体会，所谓的烦恼都是没志向的表现，所谓的病痛都是你懒惰，没有去全力以赴。正如曾公所讲，百种弊病皆生于懒。

所以教孩子就这一句话，早立志早成才，没有志向，你就会为病气所转。

曾公讲，人家说金丹可以换骨，我说立志就是金丹。

《曾国藩家书》：大凡沉疴怪病在身体，有两种方法可以把他们驱赶出去，一种是以志帅气，一种是以静制动。

所以大家进山里来，我不看你们过去有多少烦恼病苦，看你们有没有志气，没志气，你不要进来；静不下来，不能早睡的，你也别进来，因为在这里是睡眠的天堂，早睡是山林的公约，一个都没有把握把觉睡得无限深沉的人是没有资格去干事业的，一个不懂得休息之道的人是不懂得学习跟工作的。

当我们掌握了中医的睡眠之道时，我们就会有足够的自信去藐视疾病，因为所有疾病都害怕一个会深度睡眠的人。（睡眠深沉是心肾相交的体现，心藏神肾藏精，一相交，精神足，百病除！）

108 心宽才能体胖

问：老师，我现在很瘦，80斤左右，怎么做才能让体重增加？

答：俗语讲，肥和尚，瘦书生！和尚心宽吃素胖大，书生绞尽脑汁，吃肉也不胖大！如何增加体重？一句话心宽体胖，体重增加增的是心量。同时可服用姜枣茶加四君子汤，培土气，使脾主肌肉力量变大！

大家看，绝大多数消瘦的人都有这样一个特点，思虑过度，睡不好觉。

俗话说，寡欲精神爽，思多气血伤。

世界上最伤人的不是拼命地干活，而是坐在那里啥也不干，瞎想。

所以在山林里，我们都切身体验到妄想伤人最重，故大家都有不成文的规定，闲谈不过五分钟。

一个人有时间用于谈天论地，道说是非，为什么没时间用于强身健体？跑山穿越呢？

昨天陆老师很惊讶地说，我感觉我的孩子这么多天长高了？

我们说，为什么呢？

她说，我背他的时候，明显重多了，怎么他能在一个月就增重变强呢？

这是精神足时昂首挺胸，气满拔节。

这全得益于母亲勇敢地劳动干活，根本没有太多的时间去哄小朋友，小朋友反而自娱自乐，看妈妈拉大柴，自己也挑着大柴拉。力量越用越出！

纪老师看了后，惊讶地说，我不得不佩服这个小娃子，不到五岁，走将近二十公里的穿越，而且全是山林凹凸坑洼不平的黄土地路，一路居然没哭，也没有让妈妈抱。

我们笑笑说，如果让羊来带狮子，狮子会变成羊；如果让狮子来带羊，羊会变成狮子。

在山林里，转念很重要，念不转，徒修无益。

在生活中,心宽很重要,心不宽,万事皆伤。

109 孩子容易出虚汗怎么办?

问:孩子容易出汗,全身像洗澡一样,该怎么办?

答:小孩子容易出虚汗,这是脾胃功能不够,缺乏锻炼。愈养尊处优,腠理愈疏松,残害孩子最厉害的方法,莫过于养尊处优。古人讲惯子如杀子!又讲无知的爱等于伤害!

孩子错过了干苦活,他就错过了坚强的教育。坚强先从吃苦耐劳开始。功夫每自吃苦而来,体魄常从克难以生。

所以山林班始终都围绕这样一个主题,不断地吃苦耐劳,连穿越回来都要坚持带上一根柴。这叫贼不空归!我们戏称,从不强化锻炼,不如毛贼!因此要有吃苦当吃补,克难当吃饭,这种气魄!

110 总崴脚是什么原因?

问:老师您好!我的右踝关节之前崴过,现在变成习惯性的了!稍微吃上火的食物,走路不正确就感觉崴了,第二天就发肿。请问老师有没有断根的方法?

答:心不在焉灾祸多!神不守舍病痛磨!人上热下寒,气脉上越,脑子停不下时,就容易下盘腰脚虚而出问题!上午来一次石溪漂流,全程穿越,回来时都快一点了,太阳挺猛,李老师、王老师虽然在后面,却也坚持要拉上一根巨柴。大家在拉柴的时候就已经在练功了。人的肩膀上有肩井穴,脚底下有个涌泉穴,肩井对涌泉,是古代少林练功人不传之秘。

井打水要深,而这个肩井通过挑水,加上涌泉赤脚,很快将人的腰马精气神练出来。

所以在山里,你愈担当,肩膀力愈大,肾精就愈充满;你的井泉挖得愈深,你的脚底涌泉涌出的精气神就愈足。

这点没有讲明白,大家扛起柴来都不够积极,一讲明白都争着扛大柴。

有些人刚入山时,腿脚没力,走路都容易绊倒崴脚的,拉上几天柴,放在肩膀上往下一压,腿脚的腰马就练出来了。

那些腿脚胀满没力的人,不是单纯靠泡脚吃药就管用,必须靠练肩膀。左腿肿胀,要练右肩膀,右腿肿胀,要练左肩膀,随着肩膀力的增加,你的腿脚在不知不觉中变得轻快利索。

所以别小看在山林里,没有专门的练功房,你到大自然里,时时刻刻都在练功。

拉柴扛树,赤脚走路,没有一个不是在增长你的功夫。

《弟子规》讲,功夫到,滞塞通。

当你功夫真正到家时,身体从头到脚没有一处不通的,经脉通畅,你根本就感受不到湿气重滞。

王老师苦恼地问到,如果回去没有这么好的条件运动锻炼怎么办?

我们笑笑说,事在人为,全在于你想不想,现在我们推行周日运动天,就说每个星期最起码要给出一天时间,让身体回归大自然运动锻炼。你只需要到最近的森林公园,或大山三五成群,四六结队都行,然后徒步穿越,三到五小时,只要掌握方法，你是不可能会疲累的，愈走劲愈大。

当我们通过运动锻炼体能增大时，做其他任何事情都会更顺利。

所以每天应有小锻炼，每周应有个周锻炼。没有充足的锻炼，你那些烦恼压力，还有空调之气，在身体里发不出去，压久了就会有莫名的疲倦和烦躁。

之前一些学员，他们喝山泉水都容易肚子受凉不舒服。

结果这段时间习劳运动量进一步加强时，山泉水灌下去，肚子都不易受凉。

因此，只有从头到脚彻底地出汗，从头到脚才会有彻底的健康。

一个排斥出汗的人，他身体就在累积疾病。

一个讨厌太阳的人，医生就会经常跟着他。

111 牙龈萎缩的治法

问：牙龈萎缩该怎么办？还有关节麻痹痛怎么办？

答：牙龈乃脾胃主之肌肉，萎缩当健脾培土，补中益气汤加牛大力专治牙龈萎缩。不管是牙龈的萎缩，肠管的不通，还是膝关节的痹痛炎症，或胸肋胀满，拔罐后有瘀塞，这都是气血没有彻底疏通的表现。人体气血贵通不贵滞！通则不痛！

身体气血像自来水，分秒不通，都将人急坏。

芝草无根，醴泉无源，人贵自立！

流水不腐，户枢不蠹，寿康在勤！

112 膝关节炎的治法

问：我患有严重的膝关节炎，有好的治疗方法吗？

答：前病后治，膝病治腘（又名膝弯子），在委中穴周围拍打，可令膝关节利索！山里的李老师和陈老师，都患有膝关节痛，他们刚进山来时害怕得不敢爬坡。

我们笑笑说，你这膝关节痛，一点问题都没有，有问题的是你对爬坡产生了恐惧感。

恐则气下。一个人恐惧害怕有两种表现，一种是像小偷那样，一溜烟就跑不见了；一种像鸡被老鹰吓到，任凭宰割，动不了，就被轻松抓住。

人一旦恐惧害怕，手脚都发凉，血路马上闭住，就像好多人梦中恐慌，跑都跑不动，像是待在原地。这时只需吃姜枣茶壮胆行气即愈。

这都是气血没有彻底疏通的表现，结果几次翻山越岭，用行禅安详步，走这么远的路，自己的体能远超出他们的想象。

便秘的通了，膝关节痛的好了。所谓的医学难题，慢性退行性病变，都是没有掌握好运动的分寸。

所以在山林里，我们还没有给你壮腰膝通便，没有下药，就已经把病赶跑，为何呢？缓慢持久的耐力运动！如生锈的胶钳，不断地点油活动就可恢复正常！

只缘一点，每天绝对不缺少运动，我们可以把闲聊的时间都用于运动。人勤则健！

健康的人把闲聊的时间都用于运动。

而病态的人会把运动的时间都用于闲聊自己的担忧。

一个人只要他还有时间担忧恐惧,说明他对自己身体还不够负责,说明他还有战胜疾病的潜能力量没有用上。

上午不通下午通,下午不通晚上通。

晚上不通明天通,三天不通生病痛。

只要你三天没有从头到脚彻底出身汗,你身体就已经不调和了。任何的疾病都不是一朝一夕形成的,必定是长期懒惰没运动疏通的结果。

我们见过最顽固的膝关节痛,痛到厕所都蹲不下,就靠三招将这膝盖病抹杀。

第一,抬腿。膝有病不治膝,治股四头肌。

所有膝盖的问题,都可以通过抬腿定在那里,把肌肉练壮,筋骨自强,这叫土生万物。

第二,养筋汤配合四君子汤,肝脾同调。

第三,踢腿。

愈不通愈痛,说明那里愈需要疏通,先是轻轻地练,然后逐渐地加大运动强度。

像今天我们来一次全程的石溪漂流穿越,走到后面,汗水都流到脚底,就算是没有单独去拉筋拍打,更没有喝活血化瘀药,筋骨也松软如泥,学员们都感受到身心如洗。

现在那么多疾病,都有一个共同原因,汗出不畅。你汗都出不畅快,你心能快乐吗?

肺活量都没有打开,怎么能体会那种万马奔腾,像大江大河那样充满能量,汹涌澎湃的身体。

所以那些看书后昏沉,工作后没劲,睡觉时却睡不了,醒来后又起不了床,干活没干一两小时就发晕,吃饭时看到饭菜就噘嘴,跟同事朋友交流总是无名火特多,天气一变化就打喷嚏、关节痛，稍微吃点煎炸烧烤食物就口干口臭，咽喉痛，这些问题都是源于懒惰没去运动。

现代人多病就这一句话，吃得太好，动得太少。

细看万事乾坤内，只有懒字最为害。

张老师跟麦老师来问，回去后，没有像山里这么好的气场运动锻炼，怎么办？

我们说，一般情况下你最少一个星期要有一个运动天，可以安排礼拜六或礼拜天。这一天如果不能走二三十公里，说明你的体质变差了。你可以用缓和从容步慢慢走，只要你能走，你就将健康把握在手。一周如果没有一两次大通极通，人只有郁闷烦躁的份。

所有的郁闷烦躁，都可以靠运动发汗，疏通经络来解除，你只要不想吃药，又想解决问题，除了这种方法没有其他更快速有效的。

所以生病的人需要运动疏通，健康的人更需要运动疏通。

我们中医要解决三个转化。

第一，让生病的人变健康。

第二，让健康的人变得无比强壮。

第三，让无比强壮的人变得慈悲智慧。

现在大多停留在第一阶段，万里长征才刚刚起步啊！

像现在山林体验班，二三十公里的徒步空身穿越，这些不过就是前奏，是餐前的小菜。真正要办寒暑班，绝对是百中挑一，百个进来的学员，最多只挑一两个，让他们进入龙象班训练。

翻山越岭如履平地，跋山涉水毫无障碍。

人本来天生的能力，大自然千百年进化的，像疲劳入睡，一觉而起，冲刺捕获猎物，吃东西从来不觉得撑着，以及不怕阳光风雨，再暴热也不需要草帽，风雨再大也不需要雨衣或雨伞。这些功能都可以用善巧的方法逐渐锻炼出来，开发出来，这是基因里本自俱足，一点都不缺的。马不跑不能日行千里，刀不磨不能削铁如泥。

现在人都认为，拥有强大身体是一件奢侈的行为。告诉你，真正办寒暑班，两个月就可以让你脱胎换骨。

前提是暂时要跟手机绝缘，跟零食说再见，靠循序渐进的锻炼，产生的力量是不可思议的。

所以龙山炼身堂迫切需要成立，这里面需要一位总教头，这种迫切性比龙山百草堂还迫切，比龙山开心农场还更重要。

因为你在城市里未必有农场，在国外未必能立马找到相关的草药，但是你锻炼身体，掌握了理念，只要有一个卧牛之地，你也可以训练出雄壮身体。

现在这么多问题，其实都很好解决，回归山林，回归锻炼，好身体是练出来的，好刀好剑都是经过千锤百炼的。

113 脾虚久咳的治法

问题1：我的脚气传染给了孩子，怎么办？

问题2：老师，我儿子今年五岁了，总共才进过四次医院，体质比较好。最近很奇怪，他有点咳嗽，喉咙里面有痰，服用冰糖炖梨、川贝枇杷膏都止不住咳嗽。虽然咳嗽次数不多，晚上睡着了也不咳，而且小家伙已经两周不让吃荤了，还让他练武术锻炼身体，可是咳嗽还没好，喉咙老有痰，好奇怪的，也没有其他症状，舌苔有点白，请问老师应如何处理？

答： 脚气和咳嗽都是最容易治的病。以前我们认为名医不治咳，治咳丢脸面，以为咳嗽非常难治。在还没办山林班前，在药物上用功，咳嗽确实不好治。

尤其是老慢支，还有孩子脾虚久咳，可一旦办起山林班来，掌握了一套系统恢复身体健康的方法后，发现这些疾病都是小问题了。此方法即缓慢持久的耐力运动。

究竟回归山林班，回归什么？

许多人还理解不到，以为仅仅是在山里休闲玩一玩。

旅游度假那叫游手好闲，很难达到真正身心灵放松的效果，那不叫回归山林。

陶渊明讲过，鸟倦飞而知还。在外面奔波累了，一回归到山林就得到充电。可如果你没掌握这一系统的方法，即使住在这深山老林，你的身体恢复照样很快遇到瓶颈。

那么究竟山林班有哪些方法，要练哪些地方？

我们总结有五条，这五条分别养五个脏腑，这也是人类生命进化的五条智慧，只要掌握了，百病不侵。

早睡早起，养的是肾，补的是水气，壮的是腰脚！

山林班绝对是晚上九点入睡，早上五六点起来，练的是疲劳入睡，一觉而起。

这个时代许多人都做不到早睡早起，他们都没法疲劳入睡，一觉而起。

观音山的村民笑着说，以前还没听曾医生的话，老是睡不好觉，关节又痛，皮肤还痒，浑身都是问题，故障重重。现在重新回到山里劳动后，累了困了，碰到床就沉睡，一觉就起来，打这以后没吃过药，关节痛也好了。

这给我们很大的思路启发，原来治疗各类痛症痒症，首先要解决失眠的问题，《黄帝内经》称之为诸痛痒疮皆属于心。

在药物上你能够想到丹参、菖蒲、徐长卿已经很不错了，可是这跟沉睡还有很大的距离。

早睡早起，没病惹你。一觉闲眠百病休。一个能睡好深度睡眠觉的人，他是很难得恶病的，因为睡觉就是一种冬眠封藏固肾的行为。

当你睡不沉的时候，你的肾封藏功能已经退失了，提醒你必须要早睡早起。

山下有一名建筑工人，头痛了三四年，腰也酸，吃了止痛片还有壮腰膝的药物，病情一直都反反复复。

我们一看他心脉亢盛，便说，夜不出户四个字你能否做到，做到后，开药必效。

他晚上尝试着九点前睡觉，服用朱砂安神丸，下午去走山一小时，药还没吃完，头就不痛，腰就不酸了。

最让他惊讶的是，多年的脚气没有了。脚气就是缺乏赤脚接地气的问题。

所以什么头痛腰酸病都是假病、病象，真病是没有睡好觉。心肾不交乃病根病因。

所以来参加山林班的人，你要是没本事睡好觉，我们立马就会想办法让你止语止念，习劳负重，几天下来，像是军训一样，碰到床就呼呼大睡。食补不如睡补！

所以现在人很可怜，住好的房子，吃好的饭菜，却胃口不开，睡眠不香，翻来覆去，焦虑不安，血糖、血脂、血尿酸等增高，归根结底就这一个原因，觉没睡沉。

如果觉睡沉了，肾封藏力量加强了，血糖、血尿酸，虚火哪容易轻易泛起呢？统统都被封藏转化了。

所以西方研究说，睡眠是人体抵抗力的第一道防线。这句话绝大多数人都懂，但都做不到。

许多病人长期都没有沉睡过，你想想身体有多差，他们回归山林有多么需要。莫谓平常话，便做等闲观。

所以回归山林，第一条回归就是回归早睡早起，像人类始祖那样，日出而作，日落而息，疲劳入睡，一觉而起。

这在人类进化中是看得见的，他们只要违反了早睡早起规律，精气神就不够，然后慢慢这一脉会被大自然淘汰掉。

这十六字，有胜于十六锭金子。

识货的人，眼睛一看，就发现了宝。

不识货的人，读过去了，还认为那不过是几把草。

我们这时代有本事买高阔大床的人满社会都是，可是有本事睡个安稳觉的人却不多。饭没得吃，有得乞，叫乞食。觉没好睡，没处乞，没有乞睡的！

当你没本事睡个安稳觉的时候，就意味着即将被大自然淘汰出局。

所以睡眠这道防线，就像国防一样，要死守住，丝毫都不可以退让。

114 乳腺小叶增生、酒渣鼻、脚底湿气，运动推陈出新是妙招

问题1：乳腺小叶增生怎么办？

问题2：老师，我得了疱疹，中医如何治疗呢？

问题3：今天早上脖子后面的皮肤下面有个包，求老师帮忙！

问题4：老师您好！请教"酒糟鼻"如何医治？吃什么中药或擦什么药？平时需要注意什么？

问题5：老师，我得湿疹两年了，内服中药外用膏剂涂抹，减轻了但总是复发。请教老师我该怎么办？

答：肝气郁结会产生各种病理产物，如囊肿、痤疮、增生，像乳腺小叶增生、酒渣鼻、脚底湿气，都需要强大的运动推陈出新，气血对流的速度跟量上去后，各类人体垃圾都会被冲走。古人讲劳作治郁，运动习劳有助于疏肝解郁！

而让血管扩张，血流量加强，最快速的办法就是休息好后，来回勇猛地冲刺，在身体彻底热身后像阿甘那样奔跑起来。小跑的作用十分大！

人只会愈跑愈会跑，愈懒愈不能走。

力量愈用愈出，智慧愈苦愈明。

所以你如果不想吃运动之苦，就等着吃各类化学药品之苦吧，这是山林训练出来的铁律。

《吕氏春秋》讲，形不动则精不流，精不流则气郁。气郁则包块、湿气、痰饮纷纷产生，不请自来。这时可用六郁汤（即越鞠丸）对治，配合跑跑跳跳百病消。

115 沐浴阳光，补益火气

问题1：霉菌性阴道炎反复发作怎么治疗？

问题2：孩子3岁，一有病就上吐下泻怎么办？

问题3：老师，我齿痕舌非常明显，消化不良，肚子总觉得胀，完谷不化，只有大拇指有月牙。月经总是提前几天，量少有血块，头总是觉得晕乎乎。我是气血不足，还是脾肾阳虚或脾湿？中医该怎么调理呢？

答：离照当空，阴霾自散！现在常见的霉菌性阴道炎、癣疾、皮肤湿疹、脚气，以及脾肾阳虚、完谷不化等，它们有一个共同点，逃避阳光，喜欢在阴冷的房间或空调室里待着。

我们做过一个花盆实验，把花养在盆里，放在空调房内，没多少天，生机顿失，黯然无色。

重新把花移到大自然中，沐浴在阳光之下，又茁壮成长起来，面向阳光，春暖花开。我们从中可以看出万物生长靠太阳这条生命规律。

没有阳光，肌肉会松、板结，骨质会变脆弱，腿脚会沉重。未见阳光的豆芽菜极其软脚无力！

潮州一位老爷子，腿沉，不知道怎么办？

我们跟他讲，你的阳台就是你的药。

他听了还不理解。《黄庭经》曰：日月之华救老残！阳光是延老之药丹。

我们跟老爷子讲，每天在阳台上晒背一小时，你腿肯定变轻松，不用吃肾着汤，你都会更舒服。

结果一个多月下来，腿就轻松了，升阳除湿四个字就这么简单。

当阳光进到身体里，水湿之气就会减少。

当阳光晒进潮湿的房子内，霉菌腐味就会渐渐跑掉。

我们为什么喜欢住这山林里的百年老屋呢？

古人建造房屋真是太妙了，先谈它的选址学问。

山林里的房屋绝大多数都是朝东南的。

古人讲宁少一口饭，房要朝东南。

也就是说，宁可少吃点饭，住的地方一定要采光，采光后房子暖洋洋，人就健康。

古人讲，天之大宝，只此一丸红日，人之大宝，只此一息真阳。

又讲，一息阳气一息命，一息寒气一息病。

在山林班里有个孩子，进山时皮肤瘙痒，说有疥虫，妈妈担心，想用药草洗洗。

我们笑笑说，晒太阳，光膀子赤脚，发发汗瞧一瞧。

结果没有多少天，皮肤像知了脱壳那样干净了，也不瘙痒了。

其次住老房子有一个很重要的特点，老房子有天井，还有光瓦，既能通风，又能采光，冬暖夏凉。

所以说，我们有十足的信心，让失眠的人迅速脱离失眠之苦，不是我们有本事，而是我们善于借助古人这种设计，让你吃饭香，睡觉安，不需要安眠药，睡得呼呼叫。

同样大家看，为何水池边容易长青苔，为何拐角处容易长霉菌，阳光不到，水湿弥漫啊！

当你把太阳晒到那里去时，水湿一干，物品就耐留。

梅雨季节很多东西容易坏掉的原因是因为阳光少。在山林里晒小菜、豆类，我们就可以领悟到物品要长命耐用，就需要阳光，何况是人。

而古代原始人，他们在山林里居住时，每天都有晒足够的阳光，所以骨髓固密坚强，皮肤黝黑亮泽。

回归山林班，就是回归阳光的生活，所有的包块积聚，都是阴成形的产物。

我们给孩子们讲一个实验，他们就喜欢上阳光了，拿着一杯水放在冰箱里愈冻愈硬，一拿到太阳底下一晒就化。

所以任何包块积聚，都是身体真阳缺少的产物，而提升真阳最快的办法莫过于天地人同时到位合一。

借助太阳来晒一晒，借助光脚丫在地里摩擦生阳生热，再借助自己运动锻炼疏通经络，发热流汗，做各种体操、少林功夫，把经络从头到脚打通。

如此每天从头到脚都暖洋洋，非常松软，这样根本不会有什么病痛。

所有真正参加山林班，男的都是光脚丫，光膀子，晒得皮肤黝黑，磨得脚底起疱，练得掌中有力，这样你身体还有什么积。

所以积聚的包块，都是气虚无力，缺少阳光的表现。

你阳气不够，一口痰都会结一个包块；阳气够了，包块则很快从脏腑通过肠道排出体外。

所以让顽固的积块还原成痰湿，而流动起来，再排出体外，一方面要借助药力，另一方面要提高阳气。除了提升天地人的阳气外，没有其他更快捷、彻底的方法。

就拿今天我们二十公里穿越回来，汗水从头流到脚，没有刻意去拉筋，筋骨也松通如泥，从头到脚身心如洗。

学员们纷纷赞不绝口地说，感谢山林的这些体验，我们真不敢想象能走这么长的路。

他们用手机计算，足足走了两万多步。

我们再看一下，假如你在一个单位里，老是跟老板对着干，结果呢？一方面你永远升不了职，另一方面你会被炒了。

同样你在大自然太阳系里，这太阳系的老板是谁？是太阳啊，如果老跟着老板对着干，太阳这老板起来了，叫你起来，阳光都晒到脚下了，你还不起来；太阳这老板下山了，叫你要休息了，你还不休息，结果你不单得不到阳气的补益，同时天天都在消耗对抗，大量的能量就这样流失了。

所以现在人疲劳综合征为什么那么多？郁闷运气不好，为何那么多？他们都跟太阳对着干了，太阳都准备把你踢到太阳系外去了。

孩子们听完后哈哈大笑,没有哪个敢晚睡晚起的。在山里你如果晚睡晚起,会被认为是被太阳抛弃的孩子。

116 积滞火气如何消?

问题1:老师,湿气怎么治疗?

问题2:老师,我结婚后即患上宫颈糜烂,中西医都看过,结果愈看愈严重,基本上不同房,一年下来变成重度,我对药物治疗都失去信心了。

问题3:小儿气管炎怎么办?

问题4:腮腺炎怎么办?

问题5:我的嘴两侧老是长斑,请问用什么方法可以淡化呢?

问题6:"人老珠黄",现在40岁的女人,做护理可以全身保持年轻,但却没有办法让变黄的眼珠恢复黑白分明。您有办法吗?

问题7:脾胃不好,缠绵很久,还头晕晕的,站不稳,爱喝热水,有骨质增生和颈椎病。我也努力改变,但是不见好转。

答:大家看一下,小儿腮腺炎、口角炎和咽炎,为何在以前的农村那么少,这有两个原因,一是零食吃得少,二是光着脚丫满地跑。

你身体有什么多余的积滞火气,统统被消耗掉。如果在山里你还会上火,我们有很多方法让你迅速消炎退火,记住是迅速两个字,而不是慢慢。

一旦解开脚底的束缚,火气退下来像箭一样快。

张艳老师刚进山里的时候,牙齿痛,火气上炎,好几天都没退,加上舟车劳顿,不知如何是好。

我们笑笑说,睡一觉,再持续地习劳发汗和赤脚满地跑。

结果还没用完两种方法,牙火就没了。我们看了后哈哈大笑,连牙痛四药(大黄、甘草、薄荷、麻黄)两块钱一包的药都省掉了。

在山里最让人开心的就是能够用两块钱解决的问题,绝不用十块钱;能够不用钱解决的问题,连两块钱都省下来。

中医就是这样博大精深,"简验便廉"四个字富含千百年人类进化的智慧。

这里就涉及到第四条人类进化的智慧,长途迁徙,强健的是脾胃,补养的是土气。

我们的穿越就是仿效于古人长途跋涉迁徙的进化。因为腿脚磨炼,大脑得到蜕变;因为行万里路,所以更能读万卷书。

脑袋的疲劳虚火通过两条腿统统可以消。

我们在传统文化中心分享的时候,有不少义工老师们口干口苦,牙痛溃疡,因为工作干活太紧密了。

他们纷纷问,有什么退火良药?

我们笑笑说,不吃药把病拿掉,你们干不干?

他们笑笑说,有这等好事,有什么不干的。

我们马上带他们到操场上,水泥地板被晒得烫热都不怕,光脚丫在上面来回地快步走,用其慢补快泄之意。补气要缓慢安详,疏泄降火需要大步快走。

当天就睡好觉,第二天嘴角就不痛了,再过两天口腔溃疡就好了。

人体进化有个特点,一旦你进入深度睡眠,睡沉觉的时候天地万物都给你充电。

现在义工老师们都知道用这个办法来平衡心脑的操劳。

下午一个小时的赤脚穿越,接地气,补脾胃,使土能伏火,炎症顿消。

中医认为脾主四肢。自从人类直立走路以后,人体两个重要的穴位都渐渐失去功能。这两个穴位就是四肢最关键的穴位,即手上的劳宫和脚下的涌泉。

大家看人类在进化过程中,涌泉穴和劳宫穴曾经起到一个非常重要的作用,就是接触地面,摩擦减压。

一方面把心脑脏腑的压力导到地下去,另一方面把大地的能量吸引上来。

所以以前光脚丫满地跑的日子,人们秋冬天根本不会有腿脚冰凉这回事。

而真正的劳动人民,经常扛锄头,使用工具,心脏的紧张不安,统统通过劳宫穴的摩擦刺激疏泄出去,所以以前情志精神的疾病少。

而现在人们解放了双手,只用手指来敲键盘,同时绑缚了双脚,不仅用皮靴、袜子包起来,更厉害的还用高跟鞋顶起来,真恨不得跟大地分离,结果压力无法疏泄出去。

加上人类穿上鞋后,许多鞋底是橡胶的,而城市地面是水泥硬地,稍微走几公里就累得不行。

李老师进山来,不可思议地说,为何我在城市里走五公里都走不下去,在山里走二十公里都觉得还想走,我的能量潜能太超乎我的想象了。

我们笑笑说,这就是接地气跟没接地气的区别,接地气你只会愈走愈轻松,没接地气你会愈走愈疲惫。

这赤脚长期迁徙,徒步穿越,有许多不为人所知的秘密,我们这里没办法一一讲出,大家要自己去体会。

知识只有体验才能成为智慧。

智慧只有常修才会上升为功夫。

功夫需要常练就能够提升生命的能量。

所以仅仅只是治病,我们觉得这太没挑战了,所谓的时代病,高血压、高血糖和脂肪肝,这在动物世界里都是非常新奇的。

动物赤脚爬行,掌心贴地,它们没有这些时代病、富贵病。所以在山林里,最厉害的爬行功,我们都还没有用出来,若用上就基本上很难找到难啃的疾病了。

这回归山林不是在退化,不是在退步,恰恰相反,是生命的真正进化,真正升华啊!是身心灵的需要。

科技的进化给人类社会性提供无限的便利,而回归山林却给人类自然性提供无限能量,给身心带来无限的舒畅。

117 运动五诀治三高

问题1:讲讲飞蚊症,谢谢!

问题2:老师你好,我母亲在天热劳动后会出现排尿不尽,也就是排尿后膀胱中留有大量尿液,休息一两天就有所好转,这种情况该怎样调理?

问题3:老师,我发现自己的血压、血糖、血脂、胆固醇和尿酸五项指标严重超标后,在您的建议下,一直没有吃过西药,完全通过调整饮食和心态,适当的活动,血糖、尿酸和胆固醇三项指标已正常，血脂还是高，血压已控制在140/100mmHg，很有信心将血压、血脂也恢复正常。今年3月回老家修房子，刚回来工作。由于经济方面的原因，最近非常的焦虑，今天早上发现自己右耳与额头之间有块地方完全没有头发了，请问老师会不会是麻风？下一步该怎么处理？

答：《中华传世家训》，这是传家宝，是宝矿！

每一个长盛不衰的家庭一定有好的家训。

同样，一个长盛不衰的道场一定有好的道风。

这个时代靠药物治好的病，远远没有靠运动锻炼修身养性治好的病多。

我们有必要打造一个具有强大正能量场的环境，就算你是一块铁，放进里面来也能很快具有磁力。日行七千步，夜睡七小时，饭到七分饱。

所以"三高"在修炼者眼中，不是难啃的骨头。

今天山林班又将结束了，早上大家来一次一公里的拉柴，耕读园的小山赤膊上阵，衣服当作垫肩。

两个十多岁的孩子，小山跟子翔，扛起一根让大人都难以抗得动的巨木。

李老师惊讶地说，我没看到过孩子能量这么强大的，在山里曾老师用什么方法把孩子的能量引爆了？

我们笑笑说，功在少年，稍微导引练一练，我们很快就输给孩子了。刚开始还有孩子问，老师明天穿越远不远啊？

我们跟孩子讲，没有勇气了，咫尺天涯远，有勇气了，天涯咫尺近。

人会觉得困难是能量不够，这时不是硬着头皮在顶，而是用各种方法，疏通导引，理明而后事行。

所以早课非常重要，它把每天干活操练都合理化，当你把干农务活当成练兵时，你就是在练一支攻无不克、战无不胜的精兵悍将。当你把农务活当成是生存的无奈时，你干一辈子都抬不起头来做人，都觉得贫乏，而且病怏怏，没底气和自信。

所以龙山练身堂、开心农场跟百草园，三个地方要同时建立，而且要具有堂训跟道风。

所有的规矩都是为了保障让你迅速强大起来。就拿肥胖、脂肪肝来说，不用一个月的清斋淡饭，加上练功强身，心灵之道还没有用上，血脂就下来了。

刚进山来，流的是黏腻的油脂，几天就清晰了。

卢老师看到孩子们奇迹般突破一二十公里的丛林穿越，点点头说，如果让我选择，孩子真都应该多在这里待。

今天你弱不禁风，明天要威武雄壮。

今天你手无缚鸡之力，明天要力能扛鼎。

今天你腿脚沉重，明天要能健步如飞。

今天你垂头丧气，明天要雄赳赳气昂昂。

今天你软耷耷，明天要虎背熊腰。

像这样的转变，在山林体验班里很快就可以实现。如果真的要巩固，必须有百日筑基，所以寒暑学校势在必行。

像孩子的近视，以及中老年人的飞蚊症、白内障这些眼目疾患，我们前面讲过，是木气太缺乏了。

在大自然里，你会渐渐把眼镜脱掉，凭什么？凭发眼睛的汗。中医里，八法排第一的是汗法，哪个地方不舒服，你要想方法发哪个地方的汗。

一个山民膝关节不利索，痹痛了三年，我们叫他用两种办法，一种是熬一包针、樟树枝、花椒叶、山苍树等，发汗开透的草药，直接熏蒸膝脚，发膝脚的汗，很快就起效。

但是这都是治标，没有锻炼，效果只有十天半个月，这时就要走第二条路子，练泰山压顶。

刚开始练得脚都发抖，抖一抖，汗出多，练到裤子都湿了，我们说这是好现象，从扶着墙练，到可以不用扶墙练。

膝盖痹痛去掉十之八九，就这么简单，膝盖痛，就是膝盖缺乏发汗，汗出一身轻，汗通百脉通。

整部《伤寒论》张仲景贯彻始终的就是一个汗法，仲圣是汗法的高手。

农村俗话讲，富人吃药，穷人泡脚。

富人坐轿，穷人行脚。

得病以后，富人可以雇人坐轿子去买药吃药，而穷人得病了怎么办？有经验的智慧长者，都知道要行动起来，切忌抑郁一处，宁可向行脚一步生，也不向抑郁一步死。

可是很多人回家照样徒步，却出不了效果，降不了三高，为何？不知道运动五诀为何物。

我们山林班办了这十来期，感触受益最大的就是，运动五诀只要有一诀没做好，你的运动效果都不够高。

有哪五诀呢？

第一，缓慢。

缓慢才能安详，缓慢才能不缺氧，缓慢才能不着急，不着急就不容易上火。着急地走，是一种缺氧的运动，嘴唇会变乌暗。

前几期有位陈老师，膝盖骨不耐走，走不到三公里，就痛得走不动了，我们叫她把鞋脱了再走，走慢一点，结果走二十多公里都没再痛过，愈走愈轻松。

第二，持久。

持久的发热流汗，才能够将人体三废彻底炼化。

废气、废水、废渣，要从汗孔、口腔、小便、大肠排出来。

如果没有足够的时间，就像煮骨头汤一样，时间不够，食物是不可能熟透的。

吃了没有熟透的食物会拉肚子，不炼化的营养变成三高害身体。

所以镇上一个陈学长，血糖高到十五六点。他有个习惯，吃完饭后立马躺下，而且没到晚上十二点是不睡觉的。

我们跟他讲，不用着急吃降糖药，三招两下，就将血糖降下来。

一是饭后一小时，屁股绝不坐凳。

二是每顿都不吃撑。

三是下午走两个小时，汗水从上衣湿到脚底。

两个月下来，血糖降到七点八。

第三，积极。

积极的心是疗伤圣药，消极的灵能够让骨枯槁。

没有一个长寿者不喜爱劳动运动，没有一个健康者心态不是阳光积极的。

可是大部分时候都是不积极的怎么办？十有九输天下事，百无一可意中人。这时与其郁闷病死掉，不如像阿甘那样跑跑跳跳，说不定一不小心，你哪天就成为运动天才，扬名立万。

《黄帝内经》认为告知以其败，导之以其所变。

就像腿脚冰凉，你不去赤脚把它摩擦生热，一个雪糕吃下去就从咽喉凉到肚子，一片西瓜吃下去就拉肚子。

不是水果不好，是你没福消受。

造福的根本在于积极的运动。

第四，止语。

话多的人气不够，念多的人气不足，所以我们行禅穿越就这七字诀——止语止念一条线。

所以在山林班里，我们一发现孩子们还有闲余时间，叽叽喳喳，马上再加五公里的穿越，只要彻底地疏通经络，你自然就不会烦躁多话。

你看哪个挑担拉柴练功的人嘴巴讲个不停的呢？一讲就漏气了，像蒸馒头那样，盖一开，热气跑掉，馒头就不熟。

这止语功夫不是强迫的，是身体修炼到一定程度自发的行为，自动就能固肾壮腰，提升精气。

一个止语功夫，比得上黄芪、人参。

第五，专一。

世人都知道心逐二兔，一兔不可得。运动锻炼，专一的效果跟散乱相比，时间一久，就有天壤之别。

我们刚进山时，连斧头都拿不稳，经常失守，不是斧头打在地下就是打飞了，花三个月每天下午就劈柴，劈上万斤的柴，而且有大量的硬柴、巨柴，发现在劈柴过程中，心以专一而细，气以专一而静。

这样对劈柴有功，对写作更有功，于是我们想到原来锻炼身体不一定要在健身房，讲经说法不一定要在大讲堂。

卖油翁把油倒进铜钱孔，庖丁把手中的刀练得出神入化，由技可近乎道。

如果你其间没有专一，绝对近不了道。

为什么？道生一，一归道。

有学长看我们抄方，写字那么快，跟别人讲话的嘴巴黏上了,他们惊讶地说,你们怎么做到的?

我们说,没有其他,念专一而已,你想要做到就能做到,功夫无他,唯心专一。

所以我们非常欣赏那些穿越过程中,心无杂念,志在山巅的人,他们看似在穿越,翻山越岭,实际上也是在走一种人生。

人生百态都在行脚穿越中可以看出来,在运动锻炼中能够得到诠释。

如果你掌握了运动这五诀,你的运动利益会不断突破;如果离开了这五诀,你的功夫会不断退失。

118 膝盖痛,总崴脚,怎么办?

问:我48岁了,膝盖痛,左脚脚踝崴过,不知啥时就会痛,是不是该补些复合钙?

答:此乃上实下虚,心脑多动,手脚少练,应多点按脚底,引气归元,身心自健!

深圳的李老师,跟腱因为意外损伤,医生说跟腱和膝盖都很难恢复了。

谁知李老师求访于太极明师,几年太极练下来,膝盖逐渐恢复如常,走几十公里山路不再是问题。太极拳的养生功效已逐渐被大众认知。

怎么看似难以恢复的严重损伤,医生都断定不能正常走路的严重创伤,最后居然靠练功好转了?

由此我们想到这些普通的膝关节退行性病变、腰肌劳损、腰酸背痛、腿抽筋，不都是可以通过练功好转吗？

那么究竟要找谁来教大家练功呢？

中医普及学堂需要聘请一个德高望重、技术精湛的太极老师，来让龙山书院增辉，让来参加体验班的学员老师们增进一技，进而由技近乎道。

任何功法里头，能够由技近乎道的，大家第一个想到的一定是太极，而且是老少咸宜，三根普被，只有好处，没有副作用。

太极的贵柔思想，是当今时代人们着急、顽固、刚强的一剂清凉散，如何由练太极拳，上升到过一种太极般的生活。

我们正愁着要请哪位太极明师过来，这第五期开班时，山东烟台的蔡玉华老师，这位练太极数十年的老前辈居然来了。

她在山东教的弟子非常多，而且是义务教拳，传承的是正统的杨氏太极。

蔡老师是我们在任之堂十周年庆的时候结缘到的，当时蔡老师一句话，就让我们感受到她功夫非凡。

她说，太极是人体版的《道德经》，《道德经》是文字版的太极。

我们听了后，豁然开朗，这《道德经》就是太极的心法，就是最上乘的太极拳谱。

前几天蔡老师发来消息说，我儿子医学院毕业，想让他进山来体验学习三年。

我们听后，觉得这些老前辈都很厉害，一开口就是三年，而不是两三天，三两个月。三两个月，老实说，屁股还没有坐热，身体的精气神还不可能真正养起来。

学任何技艺，都要有石上坐三年的勇气。

无比的智力，都不如专一的拙诚更有力量。

119 月经不调，总冒痘痘，怎么办？

问：老师您好，我今年25岁了，月经不调，经常推迟，这次半个多月了还没来，脸上也长了痘痘，很烦恼，不知道怎么办？

答：上有痘火，下有经迟，此乃上热下寒，水火不济，宜按脚搓足令下元暖热，气息归田，身将自健！

月经不调，脸上冒痘痘，把月经调顺了，痘痘就会下去，可以服用顺气下气的汤药。

《病因赋》上讲，女人经水不调，皆是气逆。

我们曾治疗过两例月经推后的患者，都是生闷气，跟家人或同学闹不和后，月经紊乱，脸上冒痘的。

这时不用去治她的痘，只用《傅青主女科》上的宣郁通经汤，经水下顺，痘痘也就下来了。

但要记住，烧烤毁人容，冰冻断人种。像脸上长痘这种事情，一要注意病从口入，煎炸烧烤的食物要远离；二要注意遇事不要急躁。《小儿语》讲，一切言动，都要安详。十差九错，只为慌张。先学耐烦，快休使气。性躁心粗，一生不济。

120 老人口重怎么办?

问：老师，我爸年轻时不爱吃咸菜，现在年纪大了开始特别喜欢吃咸菜，没有咸菜就吃不进饭，怎么才能让他不再吃过咸的食品呢？

答：人的身体，不比春草年年绿！世上本无常照月！老人年纪愈大愈吃咸，一是味觉减退，不咸吃不出味；二是肾虚，咸入肾，少量的咸还能够补肾呢！

所以用盐制的可以归肾，如附子理中丸、壮腰健肾丸，用盐水送服，不容易上火，能够下入肾中。

还有第三种情况，腌过的咸菜、酸豆角，取其咸主下，吃了能下饭。

大家不必去畏惧这些咸菜，山里有好多老阿婆老阿公吃一辈子咸菜，都长寿。长寿不仅要看饮食，还要看劳作。现代人之所以多病，就是吃得太好，动得太少。

只要劳动量足够，你吃一些看似不太能消化，甚至有些害处的食物，你居然也能化；劳动量不够，吃一根香蕉，你都会胀一个下午。

我们在山里用的就是这条原则，宁可多干活多习劳，即便是刮风下雨，照样每天必须出坡。又叫隔时不隔日。无间隔一日去农田习劳的！

没这种思想高度，吃点凉的东西就手脚冰凉，眉头紧锁。与其怕这怕那，不如抡起锄头跟它干，干到热火朝天，干到汗出淋漓，干到身心松通，那真是吃嘛嘛香，睡哪哪安。

不做家鸡蹲墙角,
要学雄鹰战天涯。

121　久行伤筋与几十公里穿越是否矛盾?

问:《黄帝内经》说久行伤筋,这和进行几十公里的穿越是不是矛盾呢?

答:《黄帝内经》有久坐伤肉,久卧伤气,久视伤血,久行伤筋,久立伤骨的说法。这个久字很多人理解不当,如果你姿态端正,你盘腿坐一个上午都没事,不会有久坐伤肉的副作用;如果你心浮气躁,坐姿歪七扭八,翘起二郎腿来晃,你在哪里坐半小时都伤肉。缓慢而又精进,放松而又警觉,全力以赴而又毫不紧张,这是行禅心法。

如果你能够用行禅的心法来大穿越,止语止念一条线,告诉你,一天走五十公里都不伤身体,反而愈走愈有底气。

如果你不用行禅的方法,边走边讲话,心浮气躁,心猿意马,估计你走个一两公里都觉得累,不是踢到腿,就是崴着脚。

有人当教师当一年就得慢性咽炎,说是职业病,有人讲了一辈子课,都没有咽炎;有人开车开两年就腰酸背痛,说是司机职业病,有人开十年八年,腰也没酸背也没痛。我们《黄帝内经》为什么叫内经?其实《黄帝内经》是一部讲"内求"的书。

庙宇之大门背后常有四字"莫向外求",就是告诉你内求的才是经典。凡天下万物,世间万事,向内求的就是在提高内在修养和境界，往外求的都是在图方便，离道远。

所以穿越多少公里不是问题，问题是有没有纪律，有没有方法。没方法，就像砍柴一样，砍柴不对路，不怕你力大如虎；有方法，砍一下午都不累，这是我们砍三个月柴得出来的一点小经验。

有人一砍就伤身体，有人愈砍身体就愈壮，这在山林班的砍柴活动里，都会跟大家讲心法。

真的，做任何事情，如果师父不跟你讲心法，你会累垮。当然，如果你头脑灵光，智慧清明，你自己都会找到一些得心应手的方法。

所以我们不怕穿越路远，怕的是你不听话，不按着方法来走。上午小轩轩走完二十公里，冒雨穿越。

孩子们问他，你为什么能走这么远，一个四岁多的孩子？

小轩轩笑着说，跟着能走远的老师，就能走远。

四岁的孩子，能讲出这种富有哲理的话来，可见跟到恰当的师长是多么重要。相比一个月前，小轩轩上一个坡都要拉着妈妈，现在二十公里下来，都不用拉着妈妈，自己能够独立完成。

想一下我们的父母辈，不要说是空身穿越，他们挑一百多斤的重担都能走几十里山路，而且力大的还不用换肩膀，不仅没见他们腰酸背痛，也没有久行伤筋这回事，反而身体更魁梧、强壮。专注干活即为补，散乱休闲皆是耗！

因此，当你几十公里走下来都气喘吁吁，上气不接下气时，就说明你的体质下降，方法不当！

122 女孩子嘴边汗毛重怎么治？

问：老师，我女儿18岁，嘴边汗毛很重，像是男孩子的胡须，很影响美观，我作为母亲，看着非常揪心！孩子高三了，熬夜是免不了的，最近几个月月经也不正常了，有时候隔两个月，有时候隔20天。请问怎么办？

答：食疗可多服用玉米须水，能利三焦排湿浊，缓解压力，令人神清气爽！女孩子嘴边汗毛重，要注意饮食和运动。现在人大多吃得太多，动得太少，食物里含的激素高最后贮存在身体里了。因此要管住嘴，迈开腿！

坚持少荤多素是一种智慧健康的活法。同时，因为运动量少，代谢不高，该排该化的东西化不了，所以动起来很重要。动一动，少生病痛，懒一懒，多喝药一碗！

123 孩子沉迷于玩电脑和手机怎么办

问：孩子总沉迷于玩手机怎么办？

答：玩物丧志！小人闲居为不善。《论语》讲，群居终日，言不及义，好行小惠，难矣哉！

当你看到孩子闲着的时候，问题就来了，所作所为就容易导致疾病。闲刀生锈，闲人生病！

比如玩电脑和手机，会让大脑停不下来，容易上火，耗干身体的阴水。

我们为什么在以后要办少儿班，现在张老师讲，办幼儿园比办医院更重要。

所以广西有个耕读幼儿园，希望我们过去分享山林经验。我们下一个游学计划就先到耕读幼儿园去。

耕读幼儿园有一个林老师，她进到山里来时，连我们都头痛的一些孩子，在她看来，那真是太善良、太好教了。

原来她所在的耕读幼儿园里的孩子，基本都是奇葩，是在普通幼儿园不要，学校开除的，而且她们园长发心很大，你普通不调皮，问题不大的孩子想进去都要排在明年后年，甚至更远，对于问题愈大的她们愈先接受。

就凭这点，我们就很感兴趣。山民们看到我们进山砍柴，专挑软柴小柴来砍，就笑着跟我们说，那不顶用。

原来山民们不砍则已，要砍就挑大柴硬柴，砍后身体强壮，柴也耐烧，这是在山林里生存的需要。

我们后来也慢慢学会砍硬柴，克服大柴，发现果然进步得很快。《论语》上讲，仁者先难而后获。

这些美好的事物，都是先经历过各种困难，然后才获得的。如果只是挑软柿子捏，你的力量功夫永远增长不了。

所以达观的人，他视困难为垫脚石，把破难关当作是进阶的需要；智慧不够的人，他看到困难就认为那是绊脚石，唉声叹气，自损能量。

本来是很强大的，让你一个哀叹就变得很弱小；本来是很弱小的，让你一个不怕就变得很强大。故曰：

母鸡遇雄鹰，勇猛如大鹏。

信心若怯懦，反被小病欺。

孩子为什么会有这样那样的坏习惯呢？大人为什么会有这

样那样的烦恼呢？

不外乎两个原因，一个是没有志向的表现，另一个是没有定课的习惯。

我们观察办的这十多期山林班，发现一个重要的规律，这个规律可以让弱者变为雄强，可以让病者转为寿康，可以让无能者变能干，这是什么规律呢？

就是立志规律，没有志气的时候，要立志，立不了志，你就要找到有志气的人，跟在他身边做定课，慢慢培养志气。

用这个方法，就可以办三高班，降糖班、降脂班和降压班；可以办寒暑少儿练身班，只要让孩子安住在强身健体的状态中，他没有闲余时间去玩手机和电脑，你就成功了一半。

有父母跟我们说，把孩子送进来，你只要能让我孩子不玩手机和电脑，我一个月给你三千块都行。

我们笑笑说，现在的父母真拿孩子没办法了，钱容易赚，孩子难教。《三字经》曰，养不教，父之过，教不严，师之惰，子不学，非所宜！孩子沉迷于手机和电脑，难以自拔，这不是孩子的过错，而是我们这地方太少山林班了，太少耕读幼儿园了，太少能够导引孩子积极向上的正能量老师了。

所以下次不只是办山林体验班了，因为体验只是体验一种生活。要办就要办寒暑班，起码整个寒假暑假，密集地熏修训练，让你进来时如病猫，出去后若猛虎，只有达到这种效果，孩子们的各种恶习才能被粉碎彻底。

而在山里恰恰有这条件，有手机也没用，因为没信号；有钱也没用，方圆十几里前不着村，后不挨店，晚上把大门打开，也没有小偷愿意进来。

只要有这样的天然环境，就可以过一种《黄帝内经》上古天真论的活法。食饮有节，起居有常，不妄作劳！所以我们将在山林里不是办幼儿园，而是办上古天真园，这样在这山林天堂的环境里，让你做各种训练，让你快乐地洋溢在进步的喜悦中。让大家进来，可以迅速戒掉手机、电脑和电视，可以很快速地把身体强壮上去，可以补正统教育的不足。身安而后道隆，体壮然后智强！

让孩子们寒暑假在山里充电练身体，而开学时就在学校读书长智慧。

这样花杆子雄壮了，结的花蕾才会灿烂。

124 手术后如何加快伤口愈合

问：你好，手术后伤口吃什么药能加快愈合？

答：气是续命芝，精乃延年药！伤口的修复不外乎就是精气的修复。关于伤口的修复，中医有非常好的调理方法，就是健脾补肾。气血化源于下焦，补充于中焦，宣发于上焦。

西方医学也认为，骨髓里造血，通过水谷精微补充，再借助心脏推动到表皮，有助于肌表康复。

所以我们治疗一些创伤或手术伤，会用到八珍汤补脾肾，益气血。气血足，百病除！

大家别小看四君子汤和四物汤的合方，用得好有意想不到的效果，气血足后，伤口的修复就很快速。

当然还可以加些黄芪，为何呢？黄芪甘温益力气，草药歌诀上讲，甘甜生肌补益用。

大凡这些甘甜之品，能够生长出肌肉来，达到推陈出新的效果。

所以名医李东垣创出补中益气汤，通过补土来治疗慢性病或疮口收敛不好，修复不好。

万病不治，必寻到脾胃中去才能得到治理。山下有一位老人，在割草时手被镰刀割了一个10厘米的创口，一个月了创口还流脓。

他们认为老年人本身康复能力就差。其实，康复能力全仗脾胃，恢复全赖脾胃力，我们叫他用补中益气汤，培土生金，补肉长皮肤。

吃了十多付药，创口就收脓，长回去了。

可见老慢病，迁延日久的，要从脾胃入手，同时方子要能坚守。

人体的再生功能，随着年老会衰退，只能慢慢养，而且还要保持脾胃不吃伤。孙思邈讲过，饱食一顿，损三日之寿命！吃伤一顿，你的修复能力三天才会修复过来。

125 白发转黑，落发重生之秘

问题1：白头发愈来愈多，有什么方子可以养黑发？

问题2：老师，请问掉头发怎么治？

答：发为血之余，血生于脾胃，戒思伤脾，戒大饱伤脾，戒劳倦伤脾，则气血满壮，发枯转荣。至于白发转黑的问题，需要五行之气俱足。就像蔬菜长在地里，它需要水来滋润，土壤来巩固，阳光热量来照射，空气清风来对流，最后还要靠植物自身勇猛地生长，这些都缺一不可。

人体的毛发就像大自然的草木、蔬菜，只要有一个脏腑出问题了，毛发色泽都会黯淡，甚至脱落。

我们认为治疗头发问题，应从五方面入手，有五种方法。

第一，制造阳光法，又叫强心暖身法。

治疗头发问题就是一个治理五脏的过程，像农夫耕田种地一样，阳光不够了，要把周围浓密的树阴劈开来。

我们在开垦荒地时，把周围杂树劈开来，种下去的作物产量就很高，叶片很大；没有劈开来的，阳光很难晒到，产量就很低，叶片就很小。

人如果久坐办公室，接触阳光少了，毛发也生长不好，这时要用到桂枝、肉桂、海南胡椒粉、干姜等暖阳助生发的，这叫制造阳光长头发法。

以前我们在学医时，有个非常厉害的生发方，我们亲眼看到患者白发转黑，脱发重生，这个方子由五味药组成，即高良姜、山柰、牛蒡子、肉桂和丁香。

当时我们很奇怪，这些都是调料一样的物质，西方人看了绝对会惊讶不已，中国人居然可以拿香料来治病。

我们甚至编了一个方歌口诀，你只要听一遍就立马能记住，五个字就把这治头发的秘方囊括进来：

高山牛肉香。

但我们不拘泥于秘方，你要得到这个阳生阴长的法，对于脉象沉弱和阳主鼓动力量不足，用这种方法就非常好。

所以你会觉得很奇怪，《伤寒论》的桂枝汤灵活变化，居然可以用来乌须黑发，而且头发长好后，颈肩腰腿的病也随之解除。

老师常说，无论如何不能离开临床，就像拳不离手，曲不离口一样。

临床医生治病，通常有意想不到的效果，本来治头发的，你把他头发治好，他的腰背问题也好了。

所以方剂的功效，常超出我们想象。

还有的患者坚持服用桂枝加葛根汤治疗颈椎病，在颈椎病慢慢好转过程中，发焦枯脱发的，也变得光泽长起来了。

这该怎么解释呢？中医认为阳生阴长。当你阳气起来后，这些物质，如毛发、蔬菜，就会长得很猛。

这叫万物生长靠太阳，又叫向阳花木易逢春。但如果你每天泡在冰饮里，藏在冷气下，估计也很难有效果。

第二，施肥灌溉法，又叫滋水涵木法。

草木没有肥料就长不高，毛发在精气神不够时就会枯槁。当老农看到蔬菜叶片发黄瘦瘪时，就知道土地肥料不够了，这时施肥灌溉就显得尤为重要。

古代的大医家都认识到这一点，久病不治，穷必及肾。顽固久病治不了，到最后必定要在肾上下功夫了，这叫久病入肾，为何呢？

肾主生殖，肾主发育。

《难经》上讲，人之有尺，犹如树枝有根，枝叶虽枯落，根本将自生。

这是说，人有尺脉，就像树有根须一样，即便表面枝叶枯落凋零，根须还有力量，来年又会吐嫩，冒新芽。

你看那些脱发、掉发、白发的患者，他们熬夜过度，思虑过度，思则气血伤，熬夜令骨空。

这时五子衍宗丸、六味地黄丸和七宝美髯丹就派上用场了。有一位痛风患者，他的一个病友也患有痛风，大脚趾痛得像被老虎咬，反复难愈，吃了不少西药，后来有一个老先生告诉他一个方子。

这方子就是五子衍宗丸加金樱子、蛇床子。

一共七子，每子各30克，连服一个月，关节疼痛消失，尿酸检查正常。

他问，这个方子他能不能服用。

我们一看说，这方子就是补肾的方子，但凡尺脉不足，腰酸腿软的，这方子能补肾，肾主骨生髓。

他说，奇怪，服了这汤方后，头发都变光泽了。

我们马上可以想到中医基础理论上讲，肾其华在发啊！

毛发代表肾精根柢。一个人头发只要光泽了，其实得一些疑难怪病也好治；一个人只要头发没有光泽，即便普通伤风感冒也缠绵难愈。

光泽者精气神之外现也。

所以这里有一个医家不传之秘，就是不管碰到什么样的疾病，你只要适当用些补肾壮骨的药方，就像给五脏六腑灌溉施肥，基本上都有效果。

所以临床上各类种子类的药，我们会用得比较多，以子补子，以子通子。

这个道理想通了，五子衍宗丸就不止是治不孕不育的，六味地黄丸就不止是治腰酸腿软的，七宝美髯丹就不止是乌须黑发的。

第三，松土耕耘法，又叫培土生金法。

我们种了许多猪菜，非常好吃。大家不要听到它名字叫猪菜，就以为是给猪吃的，人吃了这种菜，强壮起来就像猪那样快，这种菜在龙山里属于冬天菜种。

我们种猪菜的时候，刚开始浇很多肥，发现效果不好，但叔公一下手，菜马上强大。

叔公拿小锄头在菜缝之间松土，板结的土壤马上变得松通透气，那些猪菜短短一个星期，长得很肥大，一下子拔高了。

因此我们观察出这样一个道理，土壤板结，肥料难吸收，根须难生长；土壤松通，肥料好吸收，根须能猛长。

于是我们发明了松土施肥法，所有精神不振、肾虚精亏、肺气不足、白内障、耳鸣、脱发、鼻塞的患者，在运用补益药时，除了在药里加陈皮、砂仁、木香等醒脾行滞、松土透气的药外，必定要叫患者每天运动一小时，或踢腿，或徒步，或赤脚走路。

有一位患者，他拿着医生的药方过来，苦闷地说，我吃这药没有效，吃了几个月头发还是黄黄的。

我们一看这药，有熟地、黄精、山药、莲肉、当归、首乌，都是中药里的补益极品。

他说，那怎么我吃了没效？

我们笑着说，土都没松，肥下去都跑了。你肚子那么大，都没有把它打通，药一下去都排走了。

还是这个药，你坚持赤脚走走看。

然后再教他泰山压顶。

没有一个月下来，药方没有改，人减掉两三斤，整个精气神都起来，黑眼眶没了，头发变得亮泽。

同样的药在不同人手中，居然有天壤之别的疗效。就像同样的肥料，在叔公松土过后蔬菜就猛长；在我们没松土前，蔬菜就软耷耷。

现在人有这么好的药，就像有这么好的肥料，你不松土，施下去也被水打走，你的脾胃板结了，吃下去不消化还上火。

可见，靠补药只是补一时，靠运动可以补一辈子。

岳美中老先生有一个一味茯苓饮治脱发的验案。茯苓除利水渗湿，还有培土生金之效。

一味茯苓能够让人体肌肉之土疏松，土能生金，脾胃能生肺，肺主皮毛，所以你如果会用药，就一味茯苓，或一味山药，巧妙用好，都可以乌须黑发，甚至你可以不用药，做成茯苓饼后食用。

中医最神奇之处，就是让你吃饼，也能治好病。给你做一个汤粥，你既没有吃到苦药味，并且病也慢慢好转了。

所以在山林班里，体验的学员们经常惊讶地说，怎么我们在家里没这么好吃的饭，没这么好喝的水，没这么好睡的觉？

我们笑笑说，就凭这三样，吃好喝好睡得好，我们就能够搞定几乎所有的疑难杂病。吃好代表有胃气，喝好代表肾能气化，睡好代表心藏神功能强。

这不是在吹大牛开玩笑，所以我们接下来再办降糖班、降脂班、增高班、减肥班、增重班、乌须黑发班等。

每个班的班长都必须是成功由病患转为健康，由羸弱转为雄强的过来人，如果不是发心要做班长的人，不要轻易报名。

如果不是发心带班的人，你们就在旁观微信，不要轻易进山，到时山里会有转变前后的全程录像，从化验单到身体状态、身高体重，在进山时统统要测量，出山后再测量，前后对比。我们不是在治病，而是要治出一个个能够让天下效仿的榜样来。

凝练出这些原则规矩，中医真可以扬眉吐气，让外国人都会千辛万苦钻到山里来取经学道，修身养性，中医的弘扬指日可待，中医的普及唾手可得。

第四，空气对流法，又叫通宣理肺法。

在山里我们刚开始种红薯，把红薯的垄开得很狭窄，结果红薯苗又小又弱，结的红薯不大。叔公笑着说，你得把两垄并一垄，不要贪种多，留够足够的空间缝隙来，你一根红薯抵得过别人三五根。结果我们第二次种红薯，把垄做大，结的红薯吃不完，红薯苗杆又粗壮又浓密。

看来不是愈拥挤愈好，所以心量狭窄的人，毛发是憔悴的，这叫焦头烂额；心量宽大的人，毛发有光啊！

这时你就可以理解，为什么枳壳、桔梗这组药对那么好用。《药性歌诀》上讲，膈上不宽加枳桔。当你胸膈以上不宽松时，不管是生气郁闷，风寒入胸肺，还是饮食痰堵，或跌打瘀积，枳壳和桔梗这两味药，能够开胸顺气，化解血瘀。

正如王清任《医林改错》上讲，周身之气，通而不滞，血活而不留瘀，气通血活，何患疾病不愈。

有一位患有头痛的患者，已经有四五年了，左半边头固定疼痛如针扎刀刺，熬夜生气后加重。

常年的头痛、焦虑、烦躁，两鬓的头发都白了。

我们想到，无事常生闷气，血府逐瘀汤主之。

像这样暴躁烦闷的人，大都身体里有气滞血瘀，如果不通过运动来行气活血，他就准备吃药去吧。

我们给他用血府逐瘀汤加丹参、菖蒲，谁知头痛好了，不足为奇，两鬓的白发转为黑发了，这是意外之得。

所以你是不是得研究一下血府逐瘀汤可以治疗脱发，可以乌须黑发呢？

这些都是身体通调后，功能自动就开发出来。疾病拔除后，心开意解，身体修复功能全面提高。

病痛一好，脾气也少了。

所以但凡脾气大，身体差，焦虑紧张，白头发，你都可以加进枳壳、桔梗，令心胸开阔百病消。

就像红薯的田垄，当你做得很开阔的时候，它就阳光好，生长空间也大，所以生命力很顽强。

人的心胸也一样，如果不计较了，免疫力是非常高的。

第五，植树造林法，又叫疏肝解郁法。

快乐的心是疗伤圣药，忧苦的灵能够令骨枯槁。

有一个建筑工，四十多岁就掉头发、焦虑，后来体重也下降了。他以为自己得了癌症，到处检查，也没查出什么。

吃了补肾药也乌不了须发，后来他吃了抗焦虑药和解郁药。半年后我们再看到他时，他的头发长出来了，整个人很精神。他还跟我们说，他是因为焦虑、抑郁才掉头发的，并不是患了什么大病，医生跟他讲，只吃这些抗焦虑、抑郁的药，病就好了，头发也长出来了。

所以想一下，如果不是郁解心开，头发又如何得以生长，这个情志太重要了。

调理不好情志，就治不好病，七情六欲，真正大病之根，所谓的癌症肿瘤，都不过是病的枝叶而已。

所以大家看，许多失眠的患者，晚上一两点自动醒过来，肝经隐痛，胁胀口苦，毛发都愁掉了。

这时你不是去乌须黑发，而是去疏肝解郁，可能用些解郁之品，他的病就好了。

正如《黄帝内经》所讲，疏其气血，令其条达，乃至和平。

可见白发、脱发的问题，你如果真的研究透了，你会治头发，同时五脏六腑也都没问题。

中医你真得研透一个病,你都很快会成为一个通家。中医真正的专家,必定是一个大通家。

通达天地万物之理,然后再运用于调理五脏六腑之疾,如此无大过矣。

126 迈开腿,百病退

问题1：老师好！最近工作压力大，体重长了十几斤，而且尿酸高，血糖也高，脸色特别差。请问有什么好的办法？

问题2：老师好，我母亲今年65岁，终生务农，身高165，体重65公斤，2年前摔裂十二胸椎，床上躺了3个月，血糖升高到10，后吃消渴丸恢复到6左右，期间一直服用。至今不知是在饮食上稍有放松还是出现了抗药性，近日血糖升高到14左右，怎么吃消渴丸都降不下来了。胃口一直很好，大便经常两到三天一次。由于控制饮食，最近出现舌苔前半部分无苔。同时母亲还给带2岁多的小孩，走路多了有些腿酸，睛明穴部位时常发肿。结合这些情况，学生主张用中药调理老人的脾肾并加大运动来改善血糖，但又怕耽误了时间出现并发症，还望老师百忙之中给学生提点饮食控制、运动和用药上的意见。

答：俗话说，走为百炼之母。练功家有言，百炼不如一走。腿脚生风，气血流通。

针对当今时代病、富贵病，最安全、最有效而花费最少，同时普及最广的一种治疗方法，就是徒步穿越，又叫健康步行。

迈开腿，百病退。

这句话不是口号，而是我们这十多期山林生活体验体证出来的。

但为何有人照样坚持运动行走而效果却不明显？

原因是他们掌握的高明方法不够。正因为如此，我们有必要把徒步穿越的相关方法和注意事项讲出来。

让那些不仅来山里体验的学员们受益，即使不能进山的人也能够见到指导手册时受用。

李老师说，赶紧把你们办班的心得，即使不全成熟，也总结出来。

陆老师说，针对一个班，几十个不是躁动就是没劲懒惰的孩子怎么办呢？

我们笑笑说，如果你们掌握了一套完整的徒步穿越方法，跟自身也是徒步穿越的受益者，那你对这些问题根本不会怕，怕是因为没方法。

艺高人胆大，有方法啥都不怕。

孩子之所以教育不好，中老年人之所以病多，只有一个原因，就是懒字。

百种弊病皆生于懒。

懒为百病之根源，但如何让懒惰的人勤奋起来，就需要用一些智慧。

首先你找不到让他们感兴趣而且又能着迷的活儿干，他们很难有持久坚持的动力。

所以我们的健康徒步，让你们在深林里、草原上、石溪漂流中，翻山越岭，跋山涉水，美景一个接一个，不知不觉，一天几十公里的锻炼，回来后孩子们还觉得没走够。

几天就把煞白的脸转红，呆滞的胃口激活，没力的腿脚强壮，失眠的情况彻底被粉碎。

那么要达到这样立竿见影的效果，一个星期下来，就让你身体换了一个样子，这里面肯定有些注意事项。

下面我们来看行山前注意事项五条。

第一，最好赤脚。

光脚丫，身体好。光脚里面有不可思议的好处，只有坚持一个月以上训练的人才能够体会。

脚底与地面砂石摩擦，产生的热火阳气，从脚根脚底皮可以一直烧到头顶上去，睡觉时两条腿火辣辣，身体从内脏到皮肉没有一处垃圾物质不被燃烧掉的。

有学员怕伤寒，说寒从脚起。

你脚不停，寒都进不去，一停马上穿上鞋。即便下雨，保持腿脚不间断，风雨都进不了身体。

即便偶尔进来，回山后，喝一碗姜汤就能驱寒。

怕这怕那，乃入山修炼第一忌。

第二，全程止语。

人一讲话，气就往上跑，腿脚就走不了久远。

以前真正担柴，走几十里山路不累的秘诀，没有其他，就是咬紧牙关，不说一句话。

专注的力量非常强大，一讲话就漏气了。

漏气车胎走不动，充满气的轮胎则不怕承载重物。

在长穿越过程中，最考验止语功夫，止语能止得住，怯懦之人可以走出不可思议的效果。

而且不但不会口干舌燥，还会口舌生津。糖尿病消渴的患者，要想通过健康步行把血糖降下来，最要紧注意的就是走几十公里不说一句话语，有这严格规矩，就可以产生意想不到的效果。

有一分严格就有一分收益，有十分严格就有十分收益。

有人问，运动锻炼不说话，真有这么大的效果吗？

我们笑笑说，你叫那些跑马拉松的人路上跟观众打招呼、说说话看看。

一个面目表情分神，就有可能由第一名变为第七名，何况是滔滔不绝地讲话。

像蒸馒头，有一天锅盖没盖紧，蒸了很长时间都蒸不熟，不熟的食物就像没炼透的血糖血脂一样，不能为身体所用。

没炼透就两个原因，一是锅底火力不够，二是锅盖没盖紧。

通过赤脚摩擦生火力，加上闭嘴止语，盖紧上面的锅盖，五脏六腑的糖脂垃圾杂质则统统会被蒸熟炼化，为身体吸收代谢。

所以那些边走路边讲话的人，你如果还说是在健康徒步，千万别这样说，因为你给健康徒步丢脸了。

练不出效果，别怪徒步穿越不行，要怪你自己。

第三，不准东张西望。

东张西望是心猿意马散乱的表现，人体一天百分之九十以上的能量消耗在妄念上。

心中如果没有念头的挂碍，走起路来就像风一样快，这是四威仪里行如风的真意。

能不能走掉疾病，走出健康来，就看这里。

念一百病息，念杂万邪起。

散乱的阳光再多，也不能把纸片点燃；经过放大镜聚焦一处，专一专念，却可以将水烧开，将火点燃，甚至能消金熔铁。

有学员问，我念头很多，就是收不住怎么办？

有办法，就像风筝不断往四面八方飘，你下面只要负重加块石头，就把它坠下来了。

所以杂念多，妄想纷飞的人，最好负重穿越，或者叫武装穿越。两个肩膀带上沙袋，不用重，三五斤即可，很快你就可以体会到息必归田，引气下行的效果。最好的方法就是直接扛柴，这是少林秘传功夫之一，肩井对涌泉。

当肩井穴受到扛柴挑担往下压时，力量直达涌泉，马上就可以达到气气归脐，寿与天齐，又叫真人之息在踵的效果。

这是我们读了许多武术书籍，才得到的传承。

因此，接下来的山林班必须要安排武术课，用书法来练心，用武术来强身，用中医来防病保健。

所以学员们最苦恼的就是念头多而杂乱，而在我们山林里对治念头多则是像吃饭喝水，方法很简单。

就看你愿不愿意干，尿桶一挑，万念都下脚，这样把多余的念头能量转为精气封藏入脚底。没有多少天，你很快就可以体会到走路时好像有股气力从脚底涌出之感，这时你的身体已经换了一次了。

第四，永远保持整齐有序。

一个人的力量有限，一个整齐有序的团队可以把你带得更高、更远。

在徒步穿越前，大家有必要看一个《雁南飞的智慧》小视频。

你能走三两公里，凭的是你的体力；可是你能够走二三十公里，而且还不累，凭的是整体的纪律和整齐有序。

大家看大雁是穿越的高手，而且是高空穿越，不是几百公里，而是上万里，凭什么？

凭整齐有序的架势。

我们曾经问老师，看病不累，读书不累，爬山不累的窍诀在哪里？

老师说，功夫全在架势上，就像太极站桩、少林扎马，架势不对，永远难以修成正果。

所以大雁排成"人"字或"个"字的长穿越架势，每只雁的间距和摆翅膀的动作，都有着惊人的相似。

这种力往一处使的结果就是，粉碎一切障碍，所以部队过桥时，正步走可能会把桥震塌。

如果大众长穿越，整齐有序，可能里面队员身上的胆结石、肾结石，或脂肪粒、包块，在不知不觉中就被走没了。

这不是什么奇迹，是非常平常的事情，你真能够做到前面三点，再加上这条整齐有序，一天一百公里，也不在话下。

所谓普通的三十公里穿越，那不过是小菜一碟。靠特训将身体由病弱转雄强在军队里经常可以见着！

当你走不了的时候，是你没有得法。法的力量太强大，掌握了方法，四两拨千斤，掌握了心法，双腿走天涯。

所以我们观察，带班时整齐有序了，挑战三十公里，回来还意犹未尽；如果整齐有序不够，前行功夫做得不足，就算十几公里都不一定能走下来。

因此我们得出穿越以有序为第一的山林要则，这山林要则二十条，每一条都是真枪实弹干出来的，都不是嘴上讲，大脑想的，全部是拿来练的。一旦练到，马上受大利益，粉碎普通的失眠、咽炎、胃炎，那真是轻而易举之事。

就像军人所讲的，有严格的纪律，就可以攻无不克、战无不胜，治病锻炼身体何尝不是这样呢？

所以孙子演兵，首重整齐有序的纪律，故有十三篇传世经典。表面上我们是在徒步穿越，在健康走路，实际上用的都是中国古代带兵的智慧，必须是真正的将领级人物才能够将血糖、血脂三高五高、肿瘤包块等，在穿越徒步过程中被炼化攻克。理身如理国，用药如用兵！

学医不得不学些兵法，徐灵胎讲过，孙武子十三篇，治病之法尽矣。

所以我们有必要上孙子兵法的课程，这也是山林的必修课。武术是练一个身体的，兵法是练一个团体的。

团体的力量，绝不是一个身体能够想象的。

第五，缓慢安详，永远不着急。

有个人到丽江古城去旅游，发现那里的人生活节奏很缓慢，像是城市速度的缓慢键一样。

他非常不解地走到一个老阿婆前去问，为什么你不快点呢？

老阿婆笑笑跟他说，年轻人，人生的终点是什么？

这游客想了一下说，终点是死亡啊！

老阿婆笑笑说，既然是死亡，我为什么要那么快呢？

年轻人听后豁然开朗。

马克思讲过，一分好的心态胜十剂良药！

着急的心得的病叫疾病，缓慢安详的心就是疗伤的良药。

与其换一个医生，不如换一种心态。

苏东坡说，安心之外无妙方。

安详的力量究竟有多大？

我们跟大家分享一下，当我们着急要把一堆柴劈完时，才劈了一个小时，就累了，劈不下去，一半都劈不完。

叔公笑笑说，干活不是这样的，要讲节奏，慢慢来才能快。

刚开始我们对这句话理解不透，怎么慢了反而会快。后来看叔公一个老人七十多岁，上山下山，采茶叶，连壮汉干半天都会累垮，他一个老人干一天，连晚上还要炒茶，从来没见他累垮过。

可见能不能干活，能不能耐久，主要不是年纪问题，而是节奏心性问题。宁静致远，心静神宁，可以走很远，都不知疲倦，心浮气躁走一下子，就累了！

叔公的女婿，干半天不到，却累在那里喘气。

我们恍然大悟，你想跑完马拉松，刚开始不要拼速度，不是看谁跑得快，要看谁跑得久。

于是我们换一种方式，一根一根地劈，不着急。

结果，两个小时下来，劈完柴，觉得还想再劈一堆，力量从脚底涌出。

于是我们才领悟到慢补快泄的运动心法，你安稳有节奏地慢慢来，干起活、走起路是在补身体。你着急当成任务去干，手忙脚乱去做，是在耗身体，伤身体。所以会干活的人，永远都是干完后意犹未尽；不会干活的人，边干边叹气边累。

于是我们把这点经验用在夜间行禅上面，得出一条山林要则，叫行禅以安详为有功。

安详地走，是身体在充电；着急地走，是身体在耗能。

有人说，为什么我每天运动走路，都没有效果？

我们听了就会哈哈笑，什么事情你没掌握方法，没调好心态，怎么可能会有效果，不伤身体就不错了。

在徒步穿越过程中，我们要找到一种走一天都不累的节奏。懂的话，你是愈走愈有劲；不懂的话，你是愈走愈没力。

这也是自古以来，向上一指，千圣不传的东西。

呼吸、心念、形体、形气神要合一。你如果不是那根器，讲给你听，你也领悟不了，用不好。

至人方可授，匪人莫乱说。

127 脾胃主四肢，手指肿胀与胃痛相关联

问：左手小指突感肿胀，揉捏时感觉第二节骨节缝有种针扎的刺痛，请问这是怎么了？还有这两天夜间总感觉胃略疼，持续一晚，今早用大蒜切碎加红糖煮水喝一碗，好些了，但是现在又隐隐地疼！

答：小建中汤专治脾胃虚弱隐痛！手指肿胀与胃痛，夜间加重是分不开的。脾胃主四肢，热痛三焦火，夜痛中土寒。

当中土寒时，四肢的血液循环就差。老师常教患者不用吃苦药，却可以治好顽疾。中医云：疗寒以热。其方法就是将海南胡椒粉和肉桂粉拌在粥里，口感刚刚好，长期喝，喝到手脚暖，如果配合运动疏通经络，十天半个月就好了。

128 咽干咳嗽的治法

问：老师您好，我的咳嗽持续至少两个月了，一直是干咳，有时带点痰出来，很多时候是嗓子很痒，不咳出来不行。请问有什么治疗方法吗？

答：天地郁蒸，得雨则解，人体躁烦，得汗则和。咳嗽咽喉干燥，舌尖红，患者经常熬夜，或者思虑过度，火降不下

去,是因为金不降。就像炎炎夏日,一旦秋风送爽,马上炎热消退。所以,用降金生水可以退火消炎。

有位中学老师就是这样咽干口燥,饮不解渴,讲课超过半天后就干哑痛。

我们教他用玄参15克,麦冬10克,生甘草5克,桔梗5克,泡茶。

他服用后,这种症状就消失了,而且失眠的症状也减轻了。不过我们还教他一样,就是下午四点到六点,在操场上徒步穿越,因为下午是秋金收降的时候。

秋不收降,冬必不藏,冬不藏精,春必温热。

所以治白天温热炎症,要从晚上冬眠下手。晚上冬眠要从下午习劳运动赤脚收降用功。汗出一身轻,人发汗后,胃好睡好!

下午劳动得够透彻,睡眠以劳动为深沉,干活以尽力为付出,休息以放松为有功。晚上睡得沉觉,白天上火就少!

这三句山林要则,烂熟于胸,就能踢掉病痛。

所以人家问我们山林班治病用什么,一用药,二用脚。

用药治标,用脚治本。

129 如何让孩子身体强壮、聪明伶俐?

问: 请问如何让孩子长个,身体强壮,聪明伶俐呢?

答: 脾胃一定要护好!土生万物!缓养脾!缓字医家第一功!想让孩子聪明伶俐,必须要让他身体先强壮。就像农民,想让禾苗结满稻穗,必须让禾苗长得粗壮,苗杆子强大,才能顶得住沉甸甸的稻穗。

但你想要苗杆子强壮，就不能怕痛、怕苦。所以有个现象叫稻田挠秧，在挠秧过程中会损伤稻苗的根，但因为伤痛教育，它会长得更强壮。因此，适当的伤痛是在有助于成长，如果你手提一下就喊酸，肩膀挑一下就喊痛，腿脚破皮了就叫唤，你就别想强壮了。

古人讲，天降福人以逆。

上天总是把福报降给那些逆境中的人群，所以山林班又叫耕读班，耕是健康衣食源，读乃圣贤智慧种，不耕则体不壮，不读则慧不开，不练手脚则多病早夭，不开发心脑则愚昧无知。

这就是办山林班的宗旨，练来练去，都是在练一个逆境苦境中的奋进，吃得苦中苦，方为人上人啊！

130 孩子感冒咳嗽一直不好怎么办？

问：老师您好！我女儿三岁半，自今年二月份感冒咳嗽至今已半年，期间用过很多药，都没什么效果，请问有什么办法吗？

答：感冒乃表虚肺弱，形寒饮冷伤肺！孩子感冒点不好，有两点要注意，一要注意避免伤寒，二要注意健脾益气、培土生金。

形寒饮冷的孩子多病，孩子不要老碰水了，特别是老爱碰水的孩子，体质又弱，他的感冒易会发展为鼻炎。古人讲，汗水不干，冷水莫沾！

而健脾益气，最重要的就是不吃零食，少荤多素，进行体育锻炼。可服山药粥，养脾胃，扶正气！

没有足够的运动量，小孩子很难真正拔节长高，一垄回避阳光的大棚蔬菜，生命是很脆弱的。

所以晒太阳，配合些玉屏风散和姜枣茶。可以令阳生阴长，自动满壮。远离零食，零食养病不养命！孩子很快就有了强大的体质。

131 孩子总眨眼是风动之象

问：老师您好！6岁的孩子总是眨眼，眨眼幅度很大，怎么回事？

答：肝开窍于木，厥阴风木动摇，则眼跳目眨！孩子总是眨眼，这是风动之象。厥阴风木动摇，是因为太阴阳明脾胃之土不固，用四君子汤固其脾胃之本，加上劳作训练肌肉，土实则木牢，土虚则木摇，当你土壤坚实时，岂是普通的风能吹动。

同时，孩子要远离电子游戏产品，声光电热能的刺激会让人心思狂越，安静不下来！还有阳虚则阳亢，水亏则火旺，眼目动摇乃阳火亢动之象，需要早睡来涵阴敛阳！

132 胱肠不通，火气上冲，怎么办？

问：老师您好！我早上起来鼻子冒火，口苦，有气味，小便黄，大便干燥，一粒一粒的，这是上的什么火，要吃什么？

答：火日炎上，苦寒直折。如黄连上清丸，苦寒清火消炎热！一个人胱肠就是下水道，下水道堵塞的现象就是尿黄赤，大便秘结，直接导致的结果就是火下不去，反弹到咽喉头面。

所以不是口苦咽干目赤，就是反酸胃热，胁胀胸闷，头痛烦躁。

像这种病象，无论你是何脏之火，中医解决是拿手好戏，直接釜底抽薪，又叫欲求南风，先开北牖。

要想头面清凉，先要疏通胱肠。肠通人自清！

疏通胱肠堵塞实证，最好的汤方就是防风通圣散。古人讲，有病没病防风通圣。

就是说不管你有没有病痛，用防风通圣，里外通透，都是身体的需要，这已经不是在治病了，而是调人体的正常生理。

这样清升浊降，病去身安。

可以直接买到成药防风通圣丸。这药方用得好，还可以减肥，治疗各种现代病、富贵病。

133 中医降糖之方

问：我血糖高怎么办？

答：甘为脾土主，脾土不健运，甘甜难化尽！这几天三高班的降血糖班的一位学员，二十多点的血糖，眼花，手脚无力，经过习劳跟早睡早起的训练，现在劈起柴来手脚渐渐有力，以前走一个坡都提不起气，现在可以扛根柴翻山越岭，原因是什么呢?

不是药物的神奇,而是早睡早起的神奇。睡养精神!但以前他一天怎么卧在床上都只能睡两个多小时,要睡超过三个小时都是极其奢侈的事,现在晚上九点多一上床,早上五点多就起来。

他惊讶地说,我这么多年从未有过这样的好睡眠。

我们笑笑说,如果不是你白天习劳那么卖力,你晚上睡眠休想这么深沉;如果你晚上睡眠这么深沉,连续持续三个月,你十多年的糖尿病都有可能转病为健,大家拭目以待吧!

如果十多年的糖尿病通过几个月全封闭式的习练,止语止念,素食运动,早睡早起,能够转过来,你想这是不是奇迹,值不值得这样去做呢? 这是走修炼之路,《黄帝内经》的上古天真论的模式!

所以中医普及学堂山林班要为走投无路的患者打开一道生命的曙光之门,点亮一盏希望之灯。

134 三分饥与寒是自然界的健康规律

问:老师您好,由于产后身体不适,我今天去看中医,说我穿得太多,把自己捂出病(我住在美国西部,地中海气候,冬天不冷,夏天不热)。我一年四季穿薄羽绒服,即便是夏天也这样,每天都把自己捂一身汗,导致阴虚……以前看的中医理念都是让我多穿,保暖,出汗才好……可是今天医生让我少穿,运动出汗才好……所以我迷茫了,不会穿衣服了……顺便再请教一下老师,肩膀月子期间受凉了,现在经常痛,手因为抱娃也患有肌腱炎,应该怎样进行正确的治疗？

答：产后小米胜参汤，多饮米汤水，粥养最益人！至于三分饥与寒，这已经是自然界健康的规律。中国有句俗话讲，减衣增福，减食增寿，多衣多寒，少衣自暖。

减少衣服不是叫你去受冻伤寒，而是提醒你要动起来。

棉袄不是御寒衣，运动才是御寒衣。

客家有句名谚叫，开（挑）担赢着衫。

随着你运动量增大，你身体的卫气会外放，就像龙珠上面写道，超级赛亚人，他们肌表会布一层无形的卫气，身体愈强壮的这层卫气愈厚，身体愈薄弱的这层卫气愈内缩。

当你总打喷嚏的时候，说明你的卫气已经内缩到里面去了。

所以减少衣服是通过身体运动强大后，自动的行为，如果你还老爱依赖衣服，这已经是病态了。

包括肩周炎、月子病，最简单的就是用山苍树和桂枝煎水外洗，就可以熏肤充身泽毛，让经脉通透。

但是根源还是要靠习劳内壮，让卫表金钟罩之气布满全身，自动少衣自暖。

135 心肌梗死怎么办？

问：心肌梗死怎么办？需要装支架吗？

答：心肌梗死究竟需不需要装支架，一个要看梗死到什么程度，另一个要看梗死的原因。

这时代大都心病都是胃肠出了问题，胃肠壅堵，暴饮暴食，导致心脏力量衰退。所以有个心肌梗死的患者，医院说一定要做手术，安支架，因为他没钱，就去找县里的老先生。

老先生说，你胃不好。胃主肌肉，心肌有无力，也要看胃肠动力！

于是给他开了二陈汤加丹参饮。结果吃了一个月的药，他的心慌胸闷好了，再去检查时医生说不用做手术了。

像这样的案例，在民间是非常多的，如果你有很多的钱却没有耐心，瞧不起民间草医，你可能就丢失了这种不用动手术的机会。

现在这个患者还活得好好的。所以说，中医叫心胃同治，你只要不暴饮暴食，不那么容易受到激惹，你的身体就没有那么容易坏掉。

广东的邓老最擅长治这种心胃病，秘诀就是温胆汤或二陈汤加丹参、三七跟人参。

用这种补气活血化瘀的思路使心脏有力，脉管肠管通畅，何患心病不愈。

136 包块积聚是肺活量减退的结果

问：我一个月前做了甲状腺乳头状癌手术，右侧全切，心理压力很大，怕复发转移。现在按你们说的方法锻炼条件不允许，晚上九点睡觉、早上五点起床能做到，基本上吃全素食了，觉得还不够，想报名去参加山林体验班，请问怎么收费呢？做义工也行，不知道我能干点啥？

答：锻炼的方法有很多，只要有锻炼的意志，和吃苦耐劳的精神，在哪里都能锻炼出好身体。《黄帝内经》第一篇就是专门锻炼身体的法宝！

现在人之所以被小小病苦欺，是因为不敢吃更大的习劳苦，你真敢吃更大的劳其筋骨之苦，胃口大开，睡眠深沉，就不会有身体的小毛小病之苦。

天道是平衡的，不大量地习劳苦，往往你就会大量地受病苦，吃药苦。

没有一个长寿者是懒汉，没有一个健康者不爱习劳。

你可以从身边小事做起，洒扫，环保，总之从朝到暮，不让自己闲下来。

当身体忙起来、动起来时，反而身体病少了，刀闲生锈，人闲生病啊！

治疗小病是这个思路，治疗大病疑难病也是用这个思路，只是对这个道理的重视程度跟执行力度有所不同而已。

中药不传之秘在于剂量，练功不传之秘在于火候。

肺朝百脉，肺魄足，百脉开，肺魄虚，百脉闭。现在之所以有那么多包块积聚炼不化的，都是肺活量减退了，养尊处优的结果，大家可以去看一下打铁拉风箱。

《道德经》形容这个风箱就是人的肺，当你风箱呼哧呼哧，拉力很强大之时，完全可以消金熔铁，把一切坚聚包块都熔化；当你肺活量增强增大时，这叫炼成胸中混元气，走遍天下少病疾。

所以那些手不能提，肩不能挑，腿不能跑的人，都是可怜人，因为他们的疾苦会跟他们岁月一样漫长，在漫长的病苦煎熬里无奈地忍受，不如直接站起来，锻炼奋斗。

不在习劳中健康，就在懒惰中病亡。

不变得无比强壮,就会成为病快快。

137 养孩子要三分饥与寒

问:老师,您常说吃饭七分饱大人能掌控,五六岁的小孩吃饭大人怎么知道他是吃了几成饱呢?

答:大饱伤脾,脾伤则百病丛生。故若要小儿安,三分饥与寒。孩子要三分饥与寒,如何控制?三方面。

第一,不吃零食。如果不吃零食,肠胃的容量会很好,消化力会很强。五味清淡精神爽,处世从容日月长!

第二,加强运动。运动会让你七分饱的量变大,没运动一碗就七分饱,运动后两三碗才七分饱。

第三,找一个盆碗,每天不管好吃不好吃,就像在学校用饭盒一样,你自己每餐要蒸多少饭,要自己放米,每餐都定量,一辈子都安康,这叫一日三餐,一生平安。

无求便是安心法,不饱真为却病方!《论语》教孩子,君子食无求饱,居无求安,敏于事而慎于言,就有道而正焉!

138 由里到外推陈出新治眼疾

问:老师您好,我想请教一下白内障早期有什么好的中医治疗方法。我父亲58岁,现在眼睛就有点不太好,我用鹅不食草粉末点鼻腔,没多大效果,不知老师可有什么好方法?多谢!

答：益气聪明汤可聪耳明目，脾旺，目睛生光辉，脾虚，眼黑目旋！眼睛的问题要治肝肾，尤其是中老年人的眼病，大都是肝肾精油不足，或者混浊了。肾虚目暗！

长期用杞菊地黄丸补肝肾，同时加强运动锻炼，发眼睛里的汗，这点很重要。

单纯靠枸杞子、菊花，只能轻微地明眼目而已。你还需要靠强大的运动量，由里到外推陈出新。反正这几期山林班，我们就得出这样一个结论。

明年我们办一个班，立马就满人了，那就是近视眼纠正班。

为何呢？因为这几期暑期班我们发现有个特点，学员们大都反映眼睛明亮了。

我们笑笑，只有过来人才知道其中的原因，一是睡好，客家话睡觉叫睡目，睡养眼；二是穿越的力量非常雄浑和深厚。

把眼睛深层次的汗酸都发出来，带动出来，那些障碍光明的东西，统统经过身心如洗的大通极通运动法，令得周身舒泰，眼目清明。

139 老年人的身体调养

问：我伯母68岁，主要是脚的血液循环不好，尿酸有点高，但是没有糖尿病，双脚血液循环不好导致脚酸痛、胀。另外一个就是血压有点高，之前检查过，有轻微的脑梗死。请问老师怎么办？

答：树老先老根，人老先老足！我们有五点建议。

第一，人老了，气虚多湿，可以用黄芪和赤小豆煲汤煮水喝。黄芪一次用50克，赤小豆可以用100克，补气利湿，脚部血液循环会变好。然后晚上用些花椒煮水，或者生姜煮水来泡脚，这样会减轻高血压和脚部血液循环障碍。

第二，要少吃肉多吃青菜，每顿七分饱。细嚼慢咽身体好。

第三，下午尽量坚持走路一小时。百炼不如一走。

第四，早睡很重要。早睡是抵抗力的第一道防线，老年人睡不好，百病都会加重。

第五，少生闷气，儿孙自有儿孙福，不要操劳儿孙的俗事。

总之，年少疏肝，年中健脾，年老补肾。

140 结石体质如何改变？

问：我妈妈10年前因为泥沙型胆结石做手术摘除了胆，后来体检又在胆总管里发现了胆结石。我妈妈就是这种结石体质，请问，如何才能改变这种结石体质？

答：结石体质该如何改变呢？结者郁结，石者顽固刚硬！一要解郁散结，二要软坚化聚！如四逆散合三金（金钱草、海金砂、鸡内金）便可防治结石。

这不是说把胆切掉就行了，像这种掩耳盗铃的行为，只能暂时骗骗自己。

我们要明白胆结石的真正根源在哪里？

在人长期疲劳体虚，过度透支身体，饭吃不香，觉睡不沉，汗出不畅。因虚致郁，因郁成结！

这几个都是一荣俱荣，一损俱损的。

你汗出畅了，饭会香，饭香了，觉会沉，觉沉了，疲劳会消失，身体觉得睡醒后，有力从手脚涌出，这种睡眠就是有质量的睡眠。

只要没达到这种睡眠状态的，你都要补补中医睡眠学。

人疲劳后，一辆车子都推不动，在那里喘气；身体脏腑疲劳后，那些泥沙样结石，淤积在那里，都冲不走。

所以治疗慢性结石体质，要长期扶正，适当攻邪，要把黄芪、白芍等养气阴的药，配合金钱草、鸡内金等化石排石的药。

为什么现在有那么多人，稍微吃点补药就上火壅堵，无福消受呢？

那是因为吃补后，没有去运动锻炼，施肥后没松土。常运动一身轻，不运动，一身病。

肥力不均匀，根苗吸取不住。因此，动摇四肢的五禽戏，升降气机的八段锦都有助于结石碎化！

141 孩子贪嘴怎么办？

问：老师，我女儿6岁，舌苔黄、尿黄、手足心热很长时间了。她的胃口很好，每次吃饭我都会跟她讲不要吃撑，七分饱，零食吃得也少。看见别家孩子吃零食会吵闹。不知道怎么办？

答：零食养病不养命！至于孩子控制不住七分饱，这是很正常的事，孩子的成长就是伴随着经常吃伤过来的。一顿吃伤，十顿喝汤！

有智慧的孩子，吃伤几次后，就懂得适可而止；智慧不够的孩子，贪欲做主，就会反复吃伤。

大家不要以为贪嘴只是肥胖的问题，它会引起智力的问题，贪吃会让智力减退。

贪欲纵如芝麻喜，尽引痛苦无边际。

你吃撑了胃肠一充血，大脑就缺血，大脑一缺血，就昏沉懒惰不想动，所以愈撑愈累，愈累愈不想动，身体愈慵懒就愈沉重。

因此进入恶性循环，这都是贪嘴的代价，不知道节制饮食的结果。

所以说，家里有钱，条件好，你有时用不好，反而是伤孩子的根苗。

这叫勿以财货伤儿孙，勿以嗜欲害身体。惯子如杀子！

像这些贪嘴、自制力减退的孩子，都是圣贤书读得少，大脑精神食粮装满后，个人治己功夫就上去了。

142 头上的问题要靠脚下来解决

问：医生你好！我晚上老是睡不着觉，想问一下是什么原因？

答：对于睡眠问题，上病下治，我们认为头上的问题要靠脚下来解决，你脑子静不下来怎么能睡好。这时可点按脚部，按到发热发烫，就会心肾相交，一觉好睡！

脑子静不下来，是因为腿脚动不起来，为什么动物没有失眠呢?

它们白天都在奔劳,两条腿走个没完没了,结果一到晚上就一觉睡到天亮。

所以你的腿就可以解决你大脑的问题。

迈开腿,就能够解决失眠的问题。

如果你是普通失眠,就赤脚每天下午走一小时。

如果是严重失眠,就赤脚加负重十到二十斤,每天下午走一小时。

让脚部充血,头脑不充血,睡觉就安然,这叫寒头暖足,益寿良方。同时,胃不和,则卧不安,肠胃饱撑,会让人难有深度睡眠!

143 熬夜伤身体怎么办?

问:老师您好!我总是上夜班,身体本来不好,一熬夜感觉喘不上气来,熬夜伤元气后有什么办法能补救?

答:经常熬夜,这是伤身体的工作,不是一般人能够顶得住的。

俗话说,一夜不睡,十日不起。

要解除熬夜带来的身心伤害,需要在念头上用功夫,不管如何,杂念愈少,伤害愈少。自静其心延寿命,无求于物长精神!

一个人不执著,很少东西能伤得到它。

不执著的话,即使三天三夜不睡觉也没事。

人一执著,能量就在心胸中大量暗耗,让你觉得吃多少,睡多久都不够。

所以古人讲，寡欲精神爽，思多气血伤。

如果你做不到在心地上用功夫，你最好换一个职业；如果能在心地上修炼用功夫，就安住在当下，也无妨。

但是不管你怎么换工作，心地功夫这一关都要过。如果过不了，你即使朝九晚五地上班，你坐在那里喝咖啡、看报纸，照样伤身子。

所以不论何时、何地，都是在训练一颗心，历事炼心，这颗心没有训练好，就好像你还没学会游泳，不断地换游泳池是没有用的。

144 补虚强壮人参草（店空虎）

问：女孩5岁，一个月住院三次，常年咽炎支气管炎，感冒咳嗽，像这种病例愈来愈多，难道当今孩子的体质都大不如以前了吗？

答：此乃脾虚，四季脾旺不受邪！脾胃强旺，虚邪贼风就难以伤人。

有个女孩子反复住院治病，家里穷得都揭不开锅了，大人连工作都顾不上。

这女孩的父母找到刘老师，刘老师还是用补气解毒的思路，就两味药。

孩子的父母把药拿回去后，一吃咽痛就减轻，再吃发热就退了，于是家里就常备这两种药，只要咽炎气管炎发作就用这两种药煲汤吃，就不用再去医院了。

那是哪两味药有如此神效呢？

刘老师说，我就用人参草和落地金钱花，煮水，调点蜂蜜，吃上去，既提高抵抗力，也消除炎症，所以好得快。

这两味药很经典，又是凤阳派传承的补气解毒思路。大家想想看，孩子体弱多病，缠绵难愈，必定有虚，这叫久病慢病多虚。

因虚就会停留瘀滞，所以既要补虚，也要清瘀，人参草补虚，落地金钱花清瘀。

好像一边给力地刷洗，一边用水冲击，再加蜜去滋润，这些所谓的炎热即会消退。

我们还想到人参败毒散，这是治虚人感冒的第一方，汤方名就要求我们免疫力低下，体弱易生病的人，需要扶正祛邪，双管齐下。

用小剂量的人参配合青草药，提高免疫力治本，除掉炎症火热治标，标本并治，所以速效。

刘老师接着说，人参草甘凉，又名店空虎，可以用于热痰。而且这味草药是双向的，它偏性不大，能带补，所以热痰寒痰都能够用。

补充身体能量作用强，起到正胜邪退的作用。

我们说，如果是那种慢性反复的咽炎，老师的职业病，口干渴沙哑，用什么小泡茶方好？

刘老师说，就用人参草加沙参、麦冬，泡茶效果比金钗石斛效果还好，它能补益气阴。

对于南方人来说，有一个煲汤名方叫清补凉，基本上家喻户晓，为什么呢？

因为南方人属于火，炎热的多，所以要适当清一清，凉一凉，如麦冬、玉竹。降火即是补气啊！滋水即是退火啊！

《黄帝内经》讲，壮火食气，火热大，人必定会气虚，所以着急的人容易累，急火攻心，心力就容易憔悴。

这时就需要适当补一补气，如人参草、沙参。

明白这个地方病、时代病，你就能够轻松开出为现代白领量身订做的漂亮茶饮方。

既能解焦渴，又能养气阴。

所以这人参草，真是时代的一个清凉方啊！

145 狗脚迹（苍耳子）治疗严重肠炎

问：究竟什么叫狗脚迹？

答：我们查了《南方青草药实用全书》，汕头大学出版社出版，作者潘鸿江。

我们在十年前已经久闻潘老师大名了，他是潮汕地区草药文化的重要继承人。

潘老师编写的书籍把潮汕地区的草药发扬光大。记得老师曾经跟我们讲，不管你在哪个地方行医，先要干两件事，第一拜访当地的草医，第二阅读当地的草药志。

这次既然有当地凤阳学派的传承人，又有潮汕地区青草药全书，所以学起草药来非常快。

我们一查，原来狗脚迹就是苍耳草，它结的子就是中药书上所谓的苍耳子。

我们潮汕地区又称其为虱母头，而狗脚迹这味药有三大奇效。

第一，通督脉治感冒。在治疗常规伤风感冒头痛身酸的，国医大师朱良春首推苍耳草,他为什么这么看重这味药呢?

原来这味药直接祛风除湿透表,种子带刺,善于开破透窍。用苍耳草的根30克,水煎服,或者加红糖,单方一味,就治伤风感冒,头身酸痛。

甚至顽固的头风,用这汤方,单味苍耳草重用,煎水加酒都有效。

第二,治急慢性肠炎。刘老师说,治急慢性肠炎,用狗脚迹20克,单片牙15克,埔梨15克。

第三,治皮肤湿痒风疹。单用狗脚迹的种子,即苍耳子重用煎汤,直接外洗皮肤,再加红糖内服,专治各种皮肤湿痒湿疹,这是狗脚迹祛风止痒的作用。

而古人还经常把狗脚迹、辛夷花、白芷、薄荷、葱白这五味药联合起来,水煎服,治各类鼻炎鼻窦炎,取其通鼻窍的效果。

刘老师说,狗脚迹最厉害的是治痢疾肠炎,它疏通经络效果很特别。

就是对治最难攻克的卒中,功效也较好。

146 鸡屎藤解毒消积有神效

问:老师好,可否讲一下有哪味药对小孩子常见病特别有效?

答:小孩子常见病,不外乎就是感冒咳嗽,肚子痛,外感风寒,内停食积。

刘老师说,有一味药,既能祛风除湿,消风散气,又可以消积止痛,这就是鸡屎藤。它有大小号之分,根又名青木香。治咳嗽就用鸡屎藤的根煮汤喝,你即使咳嗽到胸痛,一吃就见效。

鸡屎藤又叫臭屁藤。首先藤类药善通络,以它臭浊之气,能将络脉里的浊阴降下来。

草药歌诀上讲,软藤横行经骨中。

像这种带有臭浊味的藤类药,它比平常藤类药更善于走经络,所以各类经络气塞总离不开鸡屎藤。

一个16岁的孩子,严重拉肚子十多天都吃不下饭。经人介绍找到刘老师的父亲。

刘老师的父亲开了鸡屎藤、狗脚迹、单片牙这三味药,各20克。

刚开始煮汤水,孩子喂了三调羹就吐出来,然后再喂三调羹就不吐了。每次只喂两三调羹,等药汤下入肚腹,才继续喂,几天孩子就不拉肚子要吃饭了。

这里还要跟大家介绍一个鸡屎藤神奇而又实用的功效,就是治疗有机磷农药中毒。

用鸡屎藤90克,绿豆30克,水煎,每隔两三小时服用一大杯,服用后有呕吐或腹泻反应都是好事。

而万灵解毒剂洗胃方,就是由鸡屎藤的根,又叫青木香组成的。

因此,一味鸡屎藤解毒、消积、行气、通络有神效。

147 能穿透血脑屏障的单片牙

问:单片牙怎么和凤尾草这么相像呢?

答：刘老师说，它们都是蕨类植物。所有蕨类植物有一个共性，都能够治消化系统之疾，如肠炎痢疾。

这单片牙又叫半边旗，半边长牙，我开始只是用它来治泄痢，但误打误撞，把脑血栓治好了。

有个脑血栓患者，在医院治了一个多月，还是不能动。现在患者又拉肚子，大便每天五到八次，坐在轮椅上动弹不得。

《黄帝内经》讲，大小便出问题的，先治其大小便，再治其他病。

所以刘老师开出单片牙和狗脚迹两味草药。

刘老师说，我只想治他的拉肚子，可意想不到的是治好了他的脑血栓。

患者治了四个多月，都没法站立坐起，吃了这药后，两天就站起来了，拉肚子也消失了，不仅患者感到惊奇，刘老师也感到无比惊奇。

出于凤阳派草药特有的嗅觉，刘老师想到这两味药一定不简单，见到的金子一定要把金矿挖出来，不能满足于只把一个小小拉肚子治好的案例。

鲁迅先生讲，求知要不知足，这是向上的车轮。

于是刘老师在治疗脑血栓的患者里头，一定要加单片牙、狗脚迹。

这不是治一两例有功效，基本上每一例都有功效。

刘老师说，这个经验公布出来，不得了。真是病危患者的福音，一般医院的专家教授怎么敢相信，几个月快瘫在床上的病人，就用这几味药使其站立起来了。

后来我治疗脑血栓重症，几乎每一个都有效果，比用其他常规的红花、川芎、三七，不知道效果要高多少。

刘老师说，这两味药临床上有舒筋活络之效，又能止痛消炎，就拿单片牙来说，它能清热解毒，止血消肿。

不单肠炎痢疾管用，连脑子里头的血栓出血都管用。

我们问，那刘老师治疗脑血栓后遗症的基础方是什么？

刘老师说，单片牙20克，狗脚迹20克，三桠苦15克，埔梨15克，地斩头15克。

就这么简单的方子，刘老师说，不敢说是百分之百，百分之九十以上起效。

这时刚好有位学员牙痛，刘老师说，牙痛方最简单，就用单片牙20克，三桠苦15克，葫芦茶15克，通治所有牙肿痛。

那么普通细菌性痢疾呢？

刘老师说，用单片牙20克，狗脚迹20克，白花蛇舌草20克。

因此，单片牙这味药治疗范围较广。

148 退热奇药崩大碗

问：老师好，小孩子高烧有什么民间偏方？

答：除了食积感冒外，孩子高热是最常见的。

刘老师说，高热就三味药，找不到的话，任何一味药都有效。

哪三味药呢？

崩大碗、白花蛇舌草和梅肉草，捣烂榨出汁，加蜂蜜，再滴几滴姜汁，几调羹就退热了，非常快。

有个四岁娃子，39.8℃，吃西药几天都没吃好。

刘老师说，我爸亲自试过，就给他用这草药榨汁，加蜜跟姜，一吃就好了。

而镇下有个孩子也是39℃，高烧初起，按照往常起码要折腾个三五天，我们叫孩子的家人用这方法，榨草药汁搞一碗，结果半碗喝完就好了，另外半碗还用不上呢！

不花钱，却有如此神效，这种草药常识，你说是不是千金难买啊！人命至重，有贵千金。一方济之，德逾于此！

难怪孙思邈写药书，命名为《千金方》，千金都买不到的药方啊！

这些民间单方偏方既解决病苦，又免除麻烦跟针扎之痛，而且还花费极低，世间的事情，居然还有这么划算的。

可惜张仲景说，世人汲汲于名利，却不留神于医药，等到出问题了才焦头烂额，又何济于事。

所以有中医草医传承氛围的村落家庭，是个幸福的家庭，因为孩子每得一次病，你都是在增长一次见识。

最重要的是用这些民间青草治好病后，孩子抵抗力不会下降，反而更强。

为什么要加点蜂蜜和姜丝呢？

刘老师说，加姜丝和蜂蜜，是以前师父教的，既可以利用姜来中和草药的寒性偏性，又能够发微汗，通气，加蜂蜜可以解毒，又可以保护我们的肠胃。

凡用到这些偏性带破的药，要注意保护胃，同时蜂蜜本身也能退热，一般发热时就不加红糖了，红糖偏热。

如果想要退热效果更好，副作用最低，在捣烂草药后，用生的米汤汁调进去，榨出汁来，能够护胃退热。

崩大碗，又叫蚶壳草、雷公根，这味新鲜的崩大碗不得了，它居然是高热肾炎的奇效药。

在20世纪四十年代，东莞的何老，他遇到一位外科铃医，什么叫做铃医？

就是古代摇铃铛走街串巷，替人治病的走方郎中，他们大都身怀绝技，尤其是治疗外科无名肿毒，疮疡毒火。

世界上治疗诸痛痒疮的方法都超不过草药，可以说是草药一上去，接触皮肤的瞬间就起效。

这位铃医为人老实，不太会说话，治病不多取一文钱。

何老问他，你能治内科病吗？

这铃医答道，我很少读书，不懂内科，仅靠祖传几个单方草药糊口过日子。

有几例高热神昏、大小便出血，严重到这种程度的患者，我就用新鲜的崩大碗一斤，捣汁给他们服用。连续用几天，都转危为安。

大家看到没有，退高热奇效的秘诀，在于用新鲜草药捣汁，晒干煎水药效已经减半了，即使减半效果还是很好。

所以有条件用生草，没条件用干草。

何老听了后，大受启发，把崩大碗用在急慢性肾功能衰竭、尿血高热之中，居然能降低血中非蛋白氮。

何老说，最主要是此药甘淡微汗，清热祛湿之力甚强，却又不伤正气，故值得推广运用。

大家想一想，如果连肾中尿毒败浊靠它都可以排出，你说这味药地位有多高。

至贱至常之品，却有至神至奇之用。真如古人所说，天下无神奇之法，只有平常之法，平常之极，乃为神奇。

将来化学药品，横行天下，物极必反，必定会回归到自然草药，疗疾救苦的年代。

因为化学药品副作用太多了，许多副作用远远超过它的治疗功效，而青草药副作用少，它还能解各类毒副作用。

刘老师说，断肠草中毒，砒霜，或者各类毒蘑菇中毒，用蚶壳草大量捣汁，反复灌服催吐，比其他所有草药效果都要好，这是民间草医传承达成的共识。

这里再跟大家介绍几个小单方。

治咽炎肿痛、腮腺炎，崩大碗30克水煎服或加板蓝根15克。

治急性尿道炎，崩大碗30克水煎服。

治中暑发热，头痛身酸，崩大碗30克水煎加红糖服。

治急性黄疸型肝炎，崩大碗、白茅根各30克，田基黄15克，水煎服。

149 癌症患者的福音——白花蛇舌草

问：老师好，请讲一下白花蛇舌草这味药？

答：前面我们讲到退热最快的组方，崩大碗、白花蛇舌草和梅肉草，它们就像刘关张桃园结义，所向披靡一样。

如果论单一作战，效果怎么样呢？

我们看这味白花蛇舌草，它像关公过五关斩六将一样，能够去脏腑毒热。

刘老师说，单味白花蛇舌草搅汁，不仅治外感高热，也能退肠痈发热。

有一位阑尾炎患者，发烧到39℃，阑尾点上压痛反跳痛得厉害，有没有可以不用做手术的方法。

这是所有患者第一时间心中最想要的,而民间草医就能够满足这个愿望。

尤其是疾病初起阶段,还不至于火烧燎原,用草药非常快。

究竟有多快,这位患者找到刘老师,刘老师教他直接用白花蛇舌草打汁,加上生米汤,挤出药液来,调些蜂蜜进去,患者喝下去半个小时就不痛了。

最让人惊讶的是,热居然退了。

几天后再去检查,没事,真是药若对证一碗汤应该说半碗汤,有时就解决了问题,新鲜草药居然有如此神效。

如果用干品怎么样呢?

为何现在医院也知道用白花蛇舌草,但效果没那么好?

刘老师笑笑说,若要论消炎退火效果快的话,一定要用新鲜草药榨汁调蜜跟米汁水,若晒干或加热后,许多成分都被破坏掉了。

许多治急性炎症的药,一定是新鲜的比干品好。

白花蛇舌草治疗癌症也有效果。

比如有个治胃癌的民间验方,出自《南方青草药实用全书》,白花蛇舌草、白茅根各75克,薏苡仁35克,红糖90克,水煎分三次服,每日一剂。

刘老师说,白花蛇舌草最主要的是要把它补益的作用开发出来,它有双向调节的作用,能消炎抗病毒,也能补气。

《南方青草药实用全书》上记载,白花蛇舌草能治慢性盆腔炎。

白花蛇舌草30克,两面针9克,穿破石15克,当归9克,五指毛桃15克。

这五味药水煎服,每日一剂,治盆腔炎、附件炎,连服三周。

五味药看起来很普通，但它能把身体新陈代谢，推陈出新的功能激发了。

前面我们讲到，所有慢性炎症包块都有这三个特点。

第一，气血不足。

第二，经脉管道不通畅。

第三，毒热停留排不出体外。

要解决这三个矛盾，你就解决了炎瘤肿块的大问题。

所以方里五指毛桃补气，当归补血，解决气血不足的问题，它们是粮草官，专门运送粮草。

兵马未动，粮草先行，粮草一断，万众立散。

而穿破石和两面针，你一听它们的名字，就知道它们是拿枪带炮，披荆斩棘，冲锋陷阵，身上带刀带刺的药。

草药书籍上讲，有刺皆消肿。

这些带刺的药能够开破，具有强大打通经络，刺破炎肿包块的作用，就像勇猛的将军，浴血奋战，在沙场上横冲直撞，毫无忌惮。

此穿破石、两面针之功也。

所以伤科积血都会用这两味药，这样既有粮草官，又有将军，补足力气，大干一场后，就要清扫战场了。

这时要找一味非常平淡，能解热毒，又有助于排尿浊的，这时白花蛇舌草正好能清热解毒，利尿消肿，活血止痛。

从头到脚，把毒热洗刷下去，从大小便排出，人就能清凉舒畅。

所以说会看的看门道，不会看的看热闹。邓老讲，你会用则一个仙方活命饮能治癌，不会用只能用它治普通的疮肿而已。

你如果会用，就这盆腔五药，你可以用它来治卵巢癌、宫颈癌；你不会用，仅能把它用来治普通的盆腔炎、尿道炎。

就像将军打仗，还是那样的兵卒跟粮草，为什么可以攻必克战必胜，不论大小仗、疑难仗、歼灭仗都能打？这是因为顺应天命，调度有方。

白花蛇舌草的其他功效还有待发现。

150 善于修复溃疡面的梅肉草

问：老师好，请讲一下南方中草药梅肉草这味药。

答：梅肉草又叫皮肉草、生肌草，也叫小号虱母头。

草药的名字往往就是它的形态或功效特点，所以顾名思义，梅肉草能够生肌长肉。

梅肉草甘淡偏凉，能清热利湿，排脓生肌。

普通的皮肤疮肿溃烂，不长肉，将梅肉草的叶子捣烂，敷贴在上面固定，它就能够排脓生肌。

在山里，经常会碰到被镰刀割伤手，发炎肿痛，这时梅肉草就大派上用场，随便抓一把梅肉草、旱莲草、消山虎、红背等路边常见青草。

多一样也行，少一样也没问题，捣烂后敷在创口上，效果很好。

此外，烧烫伤，局部肉烂，用梅肉草也有助于生肌长肉。梅肉草配合芦荟，是烧烫伤的克星。

刘老师笑笑说，能修复外在创口的草药很多，但梅肉草有一个其他草药很难比的，就是可以修复内在的创口，如胃溃疡、十二指肠溃疡。

有一个32岁的年轻人，暴饮暴食，不是喝冰饮就是吃烧烤食物，经常肚子痛，经确诊为胃十二指肠溃疡已经有四五年，溃疡面星星点点。

一直以来吃各种治肠胃的药，都是好好停停，随后复发。

有一次他又贪嘴，胡吃海塞后痛得打滚，这时找到刘老师。

刘老师就叫他用梅肉草加单片牙、狗脚迹、白花蛇舌草，各15克，煮水喝。

一喝痛就缓解，连续喝了十天左右。半个月后去医院复查，发现溃疡面全愈合了。

刘老师说，梅肉草生肌长肉，修复溃疡功能很好。

普通的胃痛用单味梅肉草煮水加蜂蜜就行，急性胃痛要用梅肉草新鲜的打汁，慢性胃痛可以将梅肉草煮水。

我们说，那腹泻拉肚子呢？

刘老师说，痢疾拉肚子，单味梅肉草30克水煎服，或者用梅肉草20克，单片牙20克，水煎服。

如果是高热，用梅肉草的叶心榨汁，冲蜜，吃一两次就好了。

我们一想，章次公老先生用黄芪桂枝五物汤或小建中汤来补中益气，生肌长肉，促进局部溃疡面愈合。

如果加入这草医的经验，那就猛虎添翼了。

果然在《南方青草药实用全书》上讲，治疗劳倦乏力，久病体虚，不管是胃下垂还是溃疡，用两个方子。

第一个是梅肉草60克，加豆腐，水炖服。

第二个是梅肉草30克，骨碎补、淫羊藿各15克，水煎服。

梅肉草还有一个特长,治疗手术后疼痛,就用梅肉草60克,水煎服,取其修复创面,生肌止痛之功。

梅肉草也可以治疗慢性咽炎,梅肉草15克,人参草15克,就这两味药,煎汤服用就有效。

151 旱莲草——草药世界里头的强壮止血药

问: 老师好,请讲一下旱莲草这味药。

答: 当你手划破出血了,在民间乡村里有大量的草药可以迅速止血。

但是你很难找到止血效果能比得上旱莲草的。

刘老师说,旱莲草最厉害的功用就是止血,还带补益,能把人体质托住。

旱莲草滋阴补肾,是其有别于其他止血药最大的特点之一。

一个既带清凉又能补益的药,很多疾病都需要它。

对于普通的外伤止血,旱莲草根本就是大材小用。

对于体内出血、脑溢血,它则可以发挥出较好的效果。

一个90岁的老人,做了开颅手术,颅内出血50毫升。

刘老师让他用旱莲草、三桠苦、狗脚迹、单片牙、空心菜的根,各15克,煎水服用。

结果老人喝完后,第三天,奇迹般地自己想下地走路,孩子不敢让他下地,又让他喝药,多卧床两天。直到第五天,看老人精神气色不错,才让他下地。

这旱莲草对小便出血效果也不错。

刘老师说，对，对于出血止不住的肾炎效果好。

用旱莲草跟金樱子的根，治疗慢性肾炎尿毒症，小便出血，蛋白两三个加的，人家治不好的，我几天就治好了。

最快速的高尿酸血症，肾功能损害的，用这旱莲草，既补肾，又能够止血降尿毒。

绝大多数顽疾治不好，到最后只有用一个思想，那就是坚持补肾。

只要把肾补好，把体质托住，就没有什么难治的病。

在清热消炎药里，还能够补益肾阴的，旱莲草可谓是绝无仅有。

它的药物价值极其广泛，我们上面讲的只是它的小小面而已，主要是即便常服它，对身体也很好。

大家想想看国医大师喜欢用二至丸，即女贞子、旱莲草加枸杞子，治疗肾虚脱发掉发，你就可以想象它强壮之功了。

我们再来看《南方青草药实用全书》上旱莲草的几个单方验方。

治外伤疮痈肿毒，用旱莲草捣烂拌红糖贴患处，消炎退肿快。

治外伤出血，单味旱莲草捣烂敷贴。旱莲草又叫白花断血草、白花乌墨草，它开的是小白花，捣烂后草药汁成墨绿色，白属肺金，墨属肾水，大有降金生水，使血见黑则止之功。

治流鼻血，直接用新鲜的旱莲草绞汁，隔水炖热，饭后服用，对一般不管是血热出血，还是体虚出血都管用。

治疗肺结核咳血，膻中带血，肺络受伤，用旱莲草30克，白茅根15克，白及9克，水煎服，可以修复创口止血。

治疗胃十二指肠出血，用旱莲草、灯心草各30克，水煎服。

治疗小便出血，用新鲜的旱莲草、车前草各一把，捣烂榨汁服用。

治疗拉肚子肛门热痛带血，用旱莲草30克，凤尾草15克，水煎服。

152 慢性支气管炎寒咳的克星——鲫鱼茶

问：老人患有慢性支气管炎，总是咳嗽，怎么办？

答：刘老师说，慢性支气管炎、肺炎慢性咳嗽，迄今为止我所见的药草，没有一样能够比鲫鱼茶治寒咳更好的。

有一个老人，咳吐脓痰，患慢性支气管炎快三十年了，一吐就一大碗。

我叫他用单味的鲫鱼茶，新鲜的一次用一两斤，早上喝中午痰就没有了，就这么快。

鲫鱼茶在许多中药书籍中都没有其能治疗寒痰感冒的记载，这是以前凤阳祖师传承下来的。

刘老师接着说，还有一位患者31岁，有遗传慢性支气管哮喘，吐白痰多年，白色泡沫状。

我叫他用单一味鲫鱼茶煮水加蜂蜜，吃几天就好了，当天喝，当天痰就消，所以这鲫鱼茶是慢性支气管炎寒咳的克星。

那鲫鱼茶还有其他功用吗？

刘老师说，你想到肺部的寒痰留瘀，它可以用。肺主治节，不仅是胸肺呼吸道的痰它可以清，只要是寒病痰饮皆可用，包括风湿性关节炎。

中医基础理论上讲，肺主皮毛，那皮肤病呢？

《南方青草药实用全书》上讲，用一味鲫鱼茶捣汁涂皮肤，专治皮肤湿疹顽癣。

对于跌打伤，也是单一味鲫鱼茶，水煎冲酒服，渣捣烂外敷。

痰瘀同源，去寒痰跟化瘀血都是一样的道理。

刘老师讲，治跌打损伤，最好的还不是鲫鱼茶，凤阳传承就一味药。

有一个拳头师父，去跟人家切磋武艺，被打得吐血，血一口一口地吐，他找到我爸。

我爸随处就挖几根蚯蚓，放在尿桶里头，蚯蚓吐出脏东西，再吸进尿很厉害，就直接吞服。

结果一吃下去就好了，第二天起来什么事也没有，又跑去跟人切磋武艺了。

我怀疑经过童便泡后的蚯蚓，它会产生一种自救的物质，这是在拼命的时候产生的，在正常状态下很难产生。

像那些打击伤后，上吐下泻，连小便都出血，就用这方法吃下去，很快就好。

你再看，蚯蚓切断两根，它又能再活，变成两条，再生能力极强。

古代的前辈发现这样神奇的效果，一代一代传下来，像这童便蚯蚓的效果，根本不是三七能够比的。

市场的死蚯蚓，效果没那么好，如果出于医家的慈悲，不用动物药，或少杀生，可以取蚯蚓一半，泡在童便里，另一半放回土中，它又活了。

我用这方法治跌打伤的，转移到治疗脑出血，开颅手术，专家说没救的，快变成植物人的。

我去就用了三天药，病人就站起来了，专家说这是奇迹。

你如果灵活一点，治跌打伤的药有无限的想象空间，脑血管意外，利用的也是它活血止血效果。

我对治车祸后的，如果不是懂这些草药，后期就很难恢复好。

我看到这些传承，如果都丢了太可惜，我不留住就留不住了。

像我这样的年纪，知道上千种草药的，而且还可以将大部分用途用出来，并且非常用心去钻研它，这时代真找不到多少。

153 中医的消炎药——三桠苦

问：老师好，请问脑血栓中风、脑出血后遗症怎么办？

答：我们说，刘老师你在治疗脑血栓中风、脑出血后遗症时，最常用的一味药是什么？

刘老师说，三桠苦。

这味药性寒味苦，清热解毒，散瘀止痛，凉血消肿，是各类脑炎、脑出血昏迷的良药。

最神奇之处，它能够透过血脑屏障，清热消炎止血，是为数不多的消炎消肿草药。

这也是凤阳传承里最为经典的治疗方法。

治疗病毒性脑膜炎、脑出血昏迷，三桠苦是主药，其他是辅助。

治疗脑血栓后遗症，用三桠苦15克，狗脚迹20克，单片牙20克，埔梨20克。

治疗脑出血后遗症，三桠苦20克，狗脚迹20克，单片牙15克，通心菜根20克。

治疗病毒性脑膜炎高热不退，三桠苦20克，通心菜根20克，崩大碗1克，白花蛇舌草20克，梅肉草15克。

既然三桠苦对脑炎有效，那么它对全身的炎症都应该有效。

刘老师说，没错，治疗或者预防流行性感冒，就三桠苦一味药。

它可以说是广谱的消炎药。

它不但能消炎，还能够帮助身体排出废物，这是普通消炎药不具备的。

154 专治寒胃痛的紫苏

问：老师好，请问胃寒痛怎么办？

答：普通的寒胃，不是三天两头就吃成的，必定有长久贪凉饮冷，暴饮暴食，熬夜的积累。

可这该怎么办呢？

病去如抽丝，胃病靠三分治七分养。

要怎么来保养？

不吃撑，不吃快，这两点很重要。

同时有没有一个汤方，平时可以常服的？

刘老师说，一味紫苏，除了萎缩性胃炎，对其他种老寒胃效果都不错。

如果加狗脚迹、单片牙、无花果各15克，这就是专治胃寒痛的凤阳草药方。

紫苏能行气健胃，理气宽中。

你如果不想熬药，可将紫苏芯拌到稀饭里，不知不觉就把寒胃治好。

治疗胃病，我就主张食疗。

紫苏对消化系统疾病的效果很好，对治疗风寒感冒的效果也非常好。

就风寒感冒流鼻涕，头晕，一个小孩子上午吃，下午就好了，方子就是紫苏10克，铺地锦15克，崩大碗15克。

还有治疗慢性支气管炎，天气变化，痰咳加重，痰液稀白。在转换季节时，人参草20克，鲫鱼茶15克，紫苏10克。可以提前预防。

该方可标本兼治，紫苏散风寒，使肺主治节加强；人参草补益气力，治疗慢性体虚；鲫鱼茶排除寒痰留瘀，三味药可谓是面面俱到。

紫苏也可治疗鱼虾蟹中毒。紫苏60克，生姜3大片，煎汤，代茶饮。可快速解毒化滞。

现在人大都是食肉多而食素少，身体多少有些肉毒湿浊，可饮生姜紫苏茶，解毒辟浊，提神醒脑。

刘老师还说道，如果寒胃得很厉害，口角流清水的，《黄帝内经》讲，诸病水液，澄澈清冷，皆属于寒。

这时就用海南胡椒，每次大概五粒，打碎，拌在稀饭里，一起喝了。只要不再喝凉饮，胃就会慢慢暖起来。

有一个三十来岁的工人，他在厂里经常喝凉饮，老是胃痛，有四五年了，痛起来饭都吃不下，心也慌。医院检查还有胃溃疡。刘老师就给出紫苏、狗脚迹、单片牙、无花果各15克。一喝就好了。

刘老师自信地说，这个方子，寒胃可治，溃疡都可以医好。

寒得特别厉害的，就要加海南胡椒粉。

直接温中解冻，冰冻胃碰到胡椒、紫苏，就像冰疙瘩碰到阳光一样。

《黄帝内经》讲，要制阳光，才能消阴翳。

这个就是制阳光，消阴寒的治胃方。

155 金不换——拿黄金也不换给你的草药

问：老师好，请讲一下金不换这味药。

答：刚好有个孩子咳嗽，晚上山风凉，睡觉时肚子上没盖被，很容易就风寒入体，肺就通过咳嗽来自救，把风寒赶出去。

当孩子体弱，肺的力量不足，就需要借助一些辛温气香的药来暖肚腹，散皮肤。

刘老师说，普通的这些疾病，我根本不需要给你开什么药，只需要喝些青菜汤，一喝就好了。

尤其是孩子风寒咳嗽，胃的消化能力变弱，肚子胀，这时直接用金不换，带芯的，切烂捣碎后泡在粥里，趁热喝。肚子胀解除，咳嗽也消失了。

原来金不换既能内化胃肠胀气，又能外散肺表寒气，其功用与紫苏相似。

如果遇上顽固的食积，则用金不换10克，铺地锦10克，崩大碗10克。

古人叫它金不换，就是说你拿黄金来换我也不换给你。

可以想象这金不换有多么重要的作用。

大家观察金不换的花穗，一层层叠上去，因此金不换又叫九层塔，还叫香草。

它层层上叠，可以透达鼻窍，芳香走窜，消除胃胀。

金不换还可行气止痛，活血化瘀。

就拿它行气止痛的功效，治疗跌打骨伤，单金不换10克捣汁加酒，蒸热服用，就有效。

不管是胸部积痛，还是闪挫痛，用金不换捣汁炖酒服都有效。

金不换还可以做香料，放在红薯粥里可以化滞；可以解鱼虾蟹的腥毒；虫蛇咬伤，局部瘙痒肿痛，金不换捣烂敷上，直接化湿止痒止痛。

它还是妇科要药，能使经血通行无阻，相当于香附。

所以，家中可常备金不焕，一个花盆就可以种几棵金不换。

做菜时放两片特别可口，连炒红薯叶时也放进去；吃了更不腻，因香能醒脾也。

吃了大鱼大肉后，急性胃痛，金不换叶子七片，嚼烂吞下去就好了。

156 极品凉茶——葫芦茶

问：老师好，请讲一下葫芦茶这味药？

答：刘老师说，葫芦茶这味药不得了。我许多汤方都用到它，几乎对绝大多数疾病都有效。

不管是消化系统、呼吸系统疾病、心脑血管疾病、筋骨痛，皆可用。

它用途广泛，既消炎症，又能补肾，有双向作用。

那么它用途究竟有多广呢？

我们先谈一下小儿食积。

郭峰老师讲到，他们湖南那边草医传承有一个良方，就是一味狗舌草消积。

狗舌草就是葫芦茶，吃下去，能够让舌头垢腻臭浊的厚苔退走。

不要说是小儿食积，就连成年人暴饮暴食，积滞堵塞胱肠，用一味葫芦茶也可以消积化滞。

所以我们当地揭西客家地带，一些红白喜事场面，经常会熬一大锅葫芦茶；天暑气热时，吃东西不消化，身体就会很差。这时喝几碗葫芦茶，能够快速消炎消积，排尿排毒。

刘老师说，如果要专治流感，凤阳传承用这四味药足矣。

葫芦茶20克，三桠苦15克，山甘草20克，人参草15克。

在《南方青草药实用全书》里，有关于单方一味葫芦茶治病的经验。

治急性肾炎水肿，葫芦茶60克水煎服，每日一剂。

治伤风咳嗽，葫芦茶60克，水煎服加冰糖。

治伤暑口渴，或预防中暑，葫芦茶30克，水煎服，或者加红糖。

治咽痛，葫芦茶30克，煮水。

治腰痛，葫芦茶30克，煮赤小豆吃。

治小儿疳积，葫芦茶30克，煮水。

治远行口渴，葫芦茶两三片叶子，口内嚼烂含之。

157 扼住疾病的咽喉——呼吸五药

问题1：我媳妇前年因乳房纤维瘤做了手术,今年又因为卵巢囊肿做了手术。她平时好生气,这个病与生气有关系吗?平时可否用艾灸关元穴?可否开个药方,用于平常保健?在日常生活中如何拥有一个好心态?

问题2：请问这里说到的脚气是西医中真菌感染那种脚气吗?

问题3：我女儿3岁半,上半身长了很多红色的颗粒,像痱子。每天看她老是抓,总是抓破流血,只要出汗就抓,在空调房就比较好,即使是在冬天如果热的话也会长这个东西,晚上睡眠也不好。请问老师有什么治疗方法吗?

答：不管是积食血脂,还是乳腺增生、乳房纤维瘤,甚至是乳癌,它们有一个共同点,一个就是身体气不够,第二个就是身体体质变酸了。

治疗小病大病疑难病,就这两条出路,我们今天先谈第一条出路。

要解决气不够的问题,要开毛孔,开鼻窍。要找到一些药,可以打通毛孔鼻孔,让呼吸吐纳增强,使身体充满氧气。这个氧气很重要,它重要到什么程度,你看炉灶缺氧了,它的火就不旺,一旦我们在炉灶外用鼓风机一鼓或扇子一挥,这个火马上烧得雄壮起来,这时不管是什么垃圾废物,包块积聚,统统被烧成灰,从下面排出来。

所以我们要找到一批药物可以启动人体鼓风机，使呼吸吐纳加强的，呼吸吐纳一加强，体内气氧饱满，对流丰富，那些多余的脂肪粒、湿气统统会被彻底燃烧掉。

这在农谚里头叫湿柴最怕猛火，猛火最怕柴多。

有个四年级的小孩，鼻炎两年，经常头晕发困，而且还经常咳痰。

我们看了后说，就用五味药吧，苍耳子、辛夷花、白芷、薄荷和葱白。

这五味药难道就能治鼻炎，就能治痰吗？

我们说，治不了。

可治不了为什么要开呢？

这五味药还要配合赤脚，最好还要光膀子晒太阳，把身体晒出阳气来，阳火点燃后，身体的细胞毛孔就会像蒸馒头一样变大。

而这五味药又叫鼻五味药，可以直接打通任督交会的人中鼻窍，使呼吸吐纳量变大。

一个星期后，孩子鼻炎现象就没有了，喷嚏都不打了，半个月后痰也没了。

这就奇怪了，这五味药没有一味药是化痰的，怎么痰会没有呢？

原来你的鼻孔通气量变足，好像你的炉灶加了一个鼓风机，你想想，还会有燃烧不彻底的垃圾吗？

所谓的痰浊炎症产物，在肺鼻就像垃圾或湿柴，在灶内你只需要点燃火，再通够气。就像打铁匠一样，把鼓风机力量拉大，就能把钢铁熔化，治病就要有这股霸气。

这鼻五药还可以治疗其他疾病。

本来减肥都是用通肠消积、降血脂的中药，如大黄、决明子、山楂。但我们则不用这些药。身体肥胖的人有个特点，多痰湿，多气虚。

好像一大堆湿柴堆在那里，你如果阳气不够，你会发愁，为什么呢？

你不能使它燃烧，获取不了柴中能量，所以肥胖的人苦就苦在这里，有一大堆能量，却不能拿来用。

患有"三高"的患者也有这个郁闷，这么多的血糖、血脂，却不能转化为我所用。

只因一个原因，你身体的风箱——肺的力量不够了，一旦用黄芪加鼻五药，则免疫力提高得很快。

有一个肥胖腰痛打呼噜的患者，他急着要来治腰痛。我们说，我不治腰痛，要给你减肥，而且不给你开一味减肥的药，要先给你治打呼噜，打呼噜治不好，你这肥胖和腰痛也不容易治好。一个呼吸短气的人，就像灶门烧火的地方，你把它堵剩下四分之一，你丢那么多燃料柴进去，不仅烧不了猛火，还会把火给熄灭，这叫猛火最怕柴多。

结果黄芪配鼻五药，吃了半个月，减了五六斤，腰痛没了，打呼噜也没了。

还有一个患者，舌苔水滑，身体赘肉较多，就建议他每次用半斤生姜。生姜又名辟水丹，一味生姜可以开鼻窍。浓浓的姜汤喝下去，你立马发微汗，呼吸深沉，再请他人拍打背部，猛烈地拍打，要把督背的阳化气通道理顺打通。

没有多久体重就减轻了，"三高"也就下来了。

所以不局限于生姜，只要有助于温阳开鼻窍，如白芷、苍耳子、山香树、鹅不食草等，打通肺部这个橐籥，人体这个鼓风机的药，它就会有意想不到之效。

这是解除小病大病疑难病两条出路的第一条出路，解决气道的问题,即呼吸道的问题,使身体有氧成分提高。

这就是我们今天提到的鼻五药,或叫呼吸五药。

如果有修炼的人,巧借这五药,可以暂时体会任督通畅之感,还可以体会像《黄帝内经》讲的呼吸精气,独立守神,肌肉若一之感。

而第二条出路就需要解决消化道的问题,就是肠道的问题,使身体酸性物质变少,这就是下面要谈到的肠五药,或者说是消化五药。

158 扼住疾病的咽喉——消化五药

问题1: 感冒伴腰痛怎么办?

问题2: 请问老烂腿,静脉曲张非常严重还能治好吗?

问题3: 肠鸣吃什么药?

问题4: 为什么只有一天没运动,我就浑身不舒服呢?

答: 我们不知道皮肤病的特效药,只知道免疫力高,皮肤就不会有病。

人体免疫力,中医认为靠的是脾胃,四季脾旺不受邪,《黄帝内经》如是说。

有个孩子皮肤瘙痒两年多。

我们给出三种方法,皮肤病就大为减轻。

第一,绝对不许再碰零食,除三餐外,不吃任何东西。

第二,光脚丫每天满地跑,跑一两个小时。

第三,木香、山楂、鸡屎藤、苍术和莱菔子消化五药,加四君子汤。

我们称之为开胃四君子汤。

孩子慢慢胃口变好了。

人的胃气一来复,可吞噬各种垃圾酸性物质,如同长鲸吞小鱼一样。

为何孩子皮肤会长期患病,屡治不消?因为血液变酸了,零食加上饱食跟没运动,血液酸化,排不出去而累积在皮下,这种瘙痒缠绵不断,任何止痒药都没有用。

发汗也只能暂缓燃眉之急,必须彻底提高肠胃消化力,用消化五药,再配合不再污染肠胃。

用这种思路治疗,孩子一切零食积滞引起的百病就会立竿见效。

还有一位癌症患者,肺转移,生存期只有一个月,做手术最多只能延迟几个月。

家里人想,老人八十多岁了,能不挨刀就不挨刀,吃中药先看看效果。

我们跟他们讲,既然要吃中药,就要听医生的话,良言可以医愚,良药可以医病。

癌瘤患者,宁愿饥饿,也不可饱滞,一饱消化不了,血液就变酸。

客家俗谚讲,百岁命,嘴会谨。

百岁的说明,功夫要在嘴上。你能够吃东西吃到三餐都饥饿,如狼似虎,且没有一顿吃撑吃饱,绝对能带病延年。

为了辅助把饥饿感调动出来,我们让患者长期服用消化五药,使胃口常开。

有胃气则生,无胃气则死。

老人一年后去世,不是病死,而是因为没有忌口。

所以这个病例是成功了,也是失败了,不过不论成败都给我们很大的启示，要带病延年不难，要长期保持有饥饿感，没有不吃撑，这是最难的。

这时你就可以领悟到古人讲的，若要身体安，三分饥与寒的道理。

普通人都不知道老话保平安。民间老话保平安，看你会听不会听，会听的话，就是一个开胃汤，也能对疾病有好的治疗效果。

当地有个医生问我们，能否告诉他治椎间盘突出的秘方。

我们就把开胃健脾汤告诉他，并且告诉他必须严格素食七分饱。

他听后很得意，拿去治几例腰椎间盘突出的患者，效果很好，非常兴奋地跑过来跟我们讲，患者吃了这个药，胃口特别好，而且还反映这药能减肥是怎么回事？因为现在腰椎间盘突出的患者大都身体肥胖，而且很多人都还有"三高"。

服用这个汤方的前提就是晚上绝对不可吃宵夜和肉食，而且要严格五分饱。

结果轻轻松松就让胖者减肥，腰痛者康复。所以，你以为这个汤方不过是治小儿食积，通晓里面的门道，你会明白治椎间盘突出、脂肪瘤，也像治了食积这么轻巧简单，只不过是你是积在胃肠，还是积在血脉，或者是积在肌肉，更或者是积在骨髓，它们不过是积在不同部位的产物，积的深浅时间有所不同而已，用起药来就看火候和时间了。

像锅里食物少，你小火候一下子就煮透；食物多，你只须把火候加大，并延长时间，照样煮透煮化。

所以我们常用治小儿病的思路去治老年病，用消食化积开胃的药去治疗疑难杂症。

我们笑笑说，这汤方患者可以喝，我们也可以喝，有病喝治病，没病喝强身。

居然可以调出强身健体的汤方，如果不是站在《黄帝内经》保胃气基础上，我们是不敢这样用药治病的。

一旦这样用药治病，发现大道至简，治病省心了很多，疗效也牢固了很多。

如果说要把缺氧体质转为有氧，需要用到呼吸五药，那么说要把酸性体质转为中性或弱碱性，就需要用到消化五药。

在山里有太多方法让你身体有氧，体液变为弱碱。我们在这里可以不让你吃药，让你吃大厨煮的青菜萝卜汤，你就顿顿饥肠辘辘，天天好梦入眠，身体恢复得很快。

现在治病如果懂里面的门道，方法实在太多，就像万花筒，万般招法皆小术，唯有空空是大道。

你能够让肚腹处于三分饥饿，肠空状态，你必定延年益寿。至于如何达到这种状态？

第一，一日只吃三餐，每餐都不要超过七分饱。

第二，晚餐必须全素，因为保证你没有胃不和、卧不安，能够一觉睡到天亮，醒来后立马知饥知饿。

一个如狼似虎的兵团，稍微给他一点粮草，战斗力都是无比强大的。相反，一个丰衣足食，条件无比好的团队，反而容易懈怠丧失战斗力，滋生各种懒惰湿气疾病。

第三，用开胃五药，巧借药物开胃消食，产生饥肠辘辘之感，达到吃嘛嘛香效果。

第四，光脚丫。

第五，晒太阳。

有这五样配合，你的消化五药，就像关公骑在赤兔马上那样威风，所过者化，势不可挡，无坚不破，无人能及。

159 山林病狗转健试验：《黄帝内经》的天人合一观如何落实

问题1：我女儿7岁，体重才40多斤，吃饭总是没有食欲，不吃零食，不喝冷饮，吃了许多开胃的东西都没见效果。请问有什么治疗办法吗？

问题2：我生过孩子后总是手麻，还眼睛痛。有没有好方子？

问题3：得了输尿管结石怎么办？

问题4：小孩腿上长有一条白斑，会随年龄增长，怎么回事？

问题5：左边腋下肋骨处一阵阵刺痛，持续了3个多小时，怎么回事？

问题6：立定跳远引起的腿疼痛是怎么回事？

答：孩子身体差，长不大，是胃口不行，睡眠不好，把吃睡搞定，你就搞定一半以上的疾病。

可胃口胃气不是吃出来的，也不是药出来的，是练出来的。

这几次山林班，我们能够把城市里来的孩子，练得饥肠辘辘，吃嘛嘛香，凭的就是中医天人合一观指导下的吃睡学问。

正如曾公所言，养生之道，唯眠食而已。

可该如何眠，如何食？

眠就一句话，不疲劳不上床，一觉到天光。

食也一句话，待饥始食，未饱先止。

现在九成以上的人都做不到这两点，吃睡都乱套，所以身体不好。

有个患者，经常失眠头晕，血压高，莫名其妙地半个月就要烦躁而大发雷霆，镇肝熄风汤吃了也没用。我们笑着跟他讲，一味药加上一个习惯，就把你身体掰过来。

川牛膝30克，配合光脚丫在沙滩上走，每天走一小时以上，走到脚皮不痛时，此外必须要负重背包。

由不痛走到痛是发现问题，由痛走到不痛是解决问题。

就一味药能治病吗？患者心中打了无数个问号。

结果，他惊喜地说，真管用。

为什么呢？原来中医叫气有余便是火，西方医学称为生物电。

人每天要讲话，动心意识，接人待物，磕磕碰碰，开车打电脑，用微波炉，做饭炒菜，听各种噪音，会产生急性躁火，这些多余的生物电会让人感到很难受。

当你难受的时候，就要想办法去导引，等到生病时再想办法就晚了。

有个偏头痛的小伙子，因为病工作都丢了，我们跟他讲赤脚。

结果他一赤脚头痛就减轻。他妈妈跟他说，地板那么脏，赶紧把鞋穿上。

小伙子说，我穿上了就不舒服，光脚丫舒服。

可怜现在这么多人因为怕脏，把身体搞得稀里糊涂，因为怕痛，怕脚底被扎痛，结果断送了健康的最好方法。

我们在山里做了一个病狗转健试验，这还得感谢朴门刘晓伟老师。

有一条狗面临被屠宰，狂躁不安，刘老师的孩子看了慈心一动,就把狗买回来,可不知道放哪养好。

不可使慈爱诚实离开你,侧耳听智慧,专心求聪明。

在家里关着养着,狗的肤色、情绪非常糟。

有一次他进来参加山林班,把这条狗带进来,山里没什么给狗吃的,就是简单的洗锅水和非常清素的米粥。

大家未免有点担忧,小狗会不会营养不良,能不能养好。

我们笑笑说,你们放一百二十个心,动物只要接地气了,就是天人合一,气一通畅,什么问题都会消失。

于是把狗放在山里,刚开始小狗还是厌食挑食,因为长期关在城市里头没接地气,走起路来也反应迟钝,每次集体大穿越,它都没办法走远。

但不怕,一次比一次多走几百米,这样一个暑假下来,这条小狗浑身是劲,跑起来像箭一样快。有一次大穿越,三十多公里,很轻松,全程走完。

本来难以驯服的,带很多躁扰,现在变得非常听话。

大厨一叫它就过来。

本来反应迟钝,现在变得很灵光;本来表情呆滞,毛发没有光泽,现在渐渐精气神起来。

刚进来时小半碗狗食放在那里,爱吃不吃;现在一大碗放在那里,囫囵吞枣,像饿狼捕食一样,胃口奇佳。

这里用了什么办法呢?

我敢说,你城市里最会养狗治狗的,你都比不过我们龙山。

为什么呢?

就因为我们掌握天人合一之秘。

现在人为什么多病?因为不知道天人合一。

中医的最高境界就是天人合一。

天人合一，不是一句空空的理论口号，而是完全可以操纵，可以真修实练，可以现场体验的。

有人问，你们山林班体验的是什么呢？

体验的就是中医的最高境界，天人合一，这是所有养生里头金字塔的塔尖。

我们办山林班，其实理论的指导就是中医的天人合一思想。天人合一在辨证论治之上。

没有天人合一指导的中医，辨证论治再高明，都有很强的局限性。

为什么现在人天人合一不了呢？

第一，穿鞋多于光脚，甚至不光脚，连睡觉都穿着袜子。

第二，一出门，不是戴帽撑伞，就是涂防晒霜。

你不跟大地合一，你浊阴导不下去，就会食欲下降，中州痞满，失眠烦躁，胸闷口苦。

你不跟太阳合一，清阳就升不上去，记忆力减退，腿脚乏力，拖泥带水，免疫功能下降，流产或腰酸背痛。

山里一个口苦的患者，苦了两年多，龙胆泻肝汤只能管用十天半个月，泻肝胆脾胃之火都没用时，怎么办？

因为这个人心太急，你泻火的速度赶不上他制造火气的速度，那么你怎么能够降伏口苦，苦为火之味。

所以要释放，光脚满地跑，保证身体好。

结果到现在半年多，不用吃药，也没有口苦了，为什么呢？

肝胆之火气借助大肠，从脚下导入地底，这叫与地合一。

人体多病，源于与地球绝缘；人体健康灵光，源于与地球亲密接触。

当你有口腔溃疡时，你光脚丫与地合一后，口腔溃疡收口速度会比平常快一倍。

当你失眠烦躁，心意识停不下来时，你光脚丫跟大地接触后，你的焦躁就减轻，可能郁躁症就好了。

当你头痛耳鸣，九窍不利时，你试着光脚丫满地跑，可能因此跟各种疾病说再见。

我们这时代郁抑症为何愈来愈多？人们住着高级的楼房，铺着绝缘的地板，身体多余的气火没有一个出路，统统都攻到心里头去了，所以有各种莫名其妙的疾病，我们以前以为诸痛痒疮皆属于心。

心与小肠相表里，小肠又要如何把气火引导下去，除了接地气，很难找更快速而又简单有效的方法。

所以我们带班时，第一条就是赤脚行禅。

经常看到失眠的患者边走都在打醉拳想睡觉，回去后一碰到床头就睡着。厌食的患者看到食物时就双眼发光。

古人讲，寒头暖足，延寿大法。反过来，热头凉足，折寿之源。

现在人却尽干些热头凉足的傻事，对着手机电脑是让心脑发热；久坐不动，吹着空调喝着冷饮，是让手脚发凉。

这些多余的热能不能引导出体外，在身体里绝对是犯上作乱的。

《黄帝内经》讲，百病皆生于气郁。

可是气郁了怎么去疏解，许多人读了一百遍的《黄帝内经》都没找出方法。

找不到方法，你就找不到信心。

你只要是个有心人，是一个即知即行的人，读一遍你就灵光开发，找到方法。

《四气调神大论》讲到四季养生，开首就这八个字——广步于庭，披发缓行。

这八个字就是赤脚行禅的形象，就是最合天道的养生。

是化解各种压力，最简单又最有效的方法。

穿越以有序为第一，行禅以安详为有功。

走路以赤脚为高明，步法以从容为淡定。

我们接下来龙山书院为什么要打通一条数百年崎岖之路，这条路是龙山古栈道。

百年前村民们入深山打柴之路，由于年久失修，已经闭塞了。我们一打通这条环龙路，每天只要赤脚走一圈，都有三十公里以上，有这个运动量跟接地气，会把你浑身的陈年老疾都带出来消下去。

修数百年崎岖之路，

造千百人往来之桥。

因此，健康就靠两条腿，会走的，能走出一片天地来。

不会走的，他就会在郁闷的房屋里，貌悴神枯。

碰到砂石印脚，荆棘刺皮，你冲过去就是艳阳天，留下来就是沼泽地，裹足不前退回去就是落后。

落后就要挨打，挨谁打？挨各种疾病针药的打，小病小疾，小毛病，咽炎、头痛、厌食，就只有招架之力，而无还手之功。

在我们龙山之中，我们治身体，绝不是用药物去招架疾病，而是直接攻击疾病，以攻为守，直接拿到健康的果位，占据生命真谛的制高点。

你能够连翻数十个山头，脸不红气不喘时，疾病已经被你远远抛在脑后。

因此，现在人之所以多病，有一个重要原因就是严重低估了赤脚走路的重大价值。

你都没试过每天赤脚走两三小时，你怎么知道搞定不了你的问题呢？

你都没试过负重、穿越，使呼吸加强，纳气归田。

练成丹田混元气，走遍天下无人敌。

你怎么知道你不可能变得腿脚轻便，武功高强呢？

毛泽东讲过，世界上最怕认真的人。

对于赤脚，你认真了吗？

真认真了，谁都怕你，疾病都不敢黏到你身体。

160 保和丸的用法

问：非常感谢老师的解答！小家伙睡得确实晚了些，以后一定注意。之前看到您介绍保和丸的用法，给他吃了保和丸，她妈妈还每天给他按丰隆穴这些穴位，目前咳嗽已愈。请问保和丸都有哪些用法？

答：保和丸可以治几十种疾病。

我们曾经建议几例患者用保和丸治疗顽固性皮肤病，而且都是老人。

常人以为这是很惊讶的事情，用消化系统的药治好皮肤系统的病，似乎难以理解。

中医认为消化好，皮肤好，脾者皮也。

这是山东的文字学老师刘云霄女士来参加山林班时，给大家讲了一堂非常精彩的文字与中医的课程。

刘老师说，中国汉字博大精深，字之音跟字之义都有深刻的道理。好比如脾胃的脾跟皮肤的皮，都读同样的音，它们的功能是相应的，一荣俱荣，一损俱损，治顽固性皮肤病，你就当成脾胃病来治，常有意想不到的效果。

又比如肺的咳嗽也用保和丸，尤其是现在人吃得太饱，动得太少，脾胃一撑，肺就受不了，脾胃一运化，肺就轻松舒坦。

有一个四岁小女孩，咳嗽了两个多月没有好，就吃这保和丸吃好了。

她说，早知道刚开始买这药就好了。

我们跟她讲，孩子的脾胃这么差，伤得这么厉害，你早知道断其零食，根本连药都用不上。

161 频繁遗精怎么办？

问：老师，我最近总是频繁遗精怎么办？

答：首先我们要明白遗精漏精的原因，在山林里，我们最有把握对治的也就是这五类众生。

第一，邪淫众生。

第二，懒惰众生。

第三，狂傲众生。

第四，贪吃众生。

第五，网瘾众生。

这五类人群，也是时代万病之根，迷于这五类习气之中的人身体都不断在亮红灯。

能够从这五方面解脱开来，你就解脱开了疾苦。

首先我们来谈邪淫众生遗精漏精的问题。

主要有三方面原因。

第一个原因是心念。

《黄帝内经》讲，心动则五脏六腑皆摇。

《道德经》讲，不见可欲，使民心不乱。

所有邪淫的人，都需要封闭式的训练，让他所看见的都是大自然跟圣贤经典，这样动邪淫念头少了，遗精漏精现象就少。

这是在源头上用功。

第二个原因是能量没有消耗，尤其是晚上吃太饱，零食刺激性食物吃太多，尤其是喜欢吃夜宵和补药。

当你精关不固，心念不定时，营养愈好，补药愈好，你耗得愈凶。

如油入火，倍增其烈。

那该如何对治呢？

古人讲，饱暖思淫欲。对于邪淫众生来说，一要吃半饱，二要被子衣服都不能穿太厚。

冻一冻，肾封藏得更厉害。

许多父母不懂得这个道理，给孩子穿得多，盖得厚，结果孩子过于饱暖，血脉偾张，冲破精光。

第三个原因是遗精的原因，就是经脉没有疏通。

你如果把腰部的精练成气，布散到肌表去，让肌肤色泽光华，这叫光彩照人。

每天彻底地从头到脚运动流汗，经脉大通，精血全部归入脉道，内外对流，根本就不会有多余精血溢出来。

你一躺在床上就呼呼大睡，身体还嫌精气神不够充满，哪有多余的遗出来。

所以要做到戒邪淫，最直接的方法就是强身健体，加大运动量。

想要做到强身健体,必须有坚强的意志力跟吃苦耐劳的精神。

162 坐骨神经痛、骨质增生如何调理?

问题1:老师,坐骨神经痛怎么调?

问题2:我想请教一下,我的脊柱在肋骨平行以上的部位一直往上延伸到头部向左长偏,头部有压到神经,感觉左部后头发热,左手抽空感,时不时头晕。每次头晕都与脾胃不和一同犯,但最近在吃中药调理脾胃。另外,我因为骨头长歪,有轻微的骨质增生。请问如何调整?

答:骨质增生较常见,必定是长期出汗少,加上睡眠不好引起的。

睡眠好,人就精气神提高,出汗如同蒸包,骨垢就能被化掉。

我们用煲骨头汤来讲运动之道。

骨头为什么能在锅里被煲化,一是水足,睡眠足够可以养肾水,水不够了,空锅烧水,锅烧炸了,骨头也煲不化。

二是运动的火候很重要。持续地加温加火,汤可以彻底煲熟煲透;持续地运动疏通经络,使经脉从头到脚没有一处不是因为吸阳气而膨胀的。

那些垃圾物质很快就被循环代谢走。

有一位学长,大病体弱,骨质增生,身体较差。唯独有一样远胜他人,就是肯听师傅的话,师傅叫他练太极,他一天人家练两三遍,他就练十六遍,一遍半小时,十六遍下来,包括中途休息时间得十几个小时才能完成。

天天十几个小时练太极,比专业运动员还更痴迷,结果内力一天天长,没多久拳架练得好,身体也变好了。

如何让赢弱转为雄强,就一个练字,没有其他更彻底的出路。普通人以为一天运动一两个小时就很不错了,这对于调理小问题可以;但你真正要去对治大问题,每天就要花五六个小时在练身习劳上才可以。

就像炒菜,几分钟你就炒熟了,但如果煲骨头汤,没有几个小时的慢火是熬不出靓汤的。

所以普通的小毛小病我们根本不放在眼里,对于大问题就四个字,要走毛泽东思想的"论持久战"。

看你是否有决心走持久战斗的路子,有的话,你可以一套太极拳成就,由一无是处的病夫变为利益众生的教授明师。

扎西老奶奶肺癌患者,医生告诉她说仅能活几年。

老人家这时才四十多岁,吃不下饭,睡不好觉,脚又肿,连轻生的念头都有了。天无绝人之路,邻居介绍她到公园练太极。

刚开始练时,还得挂着拐杖站桩,还站不住。师父一次次鼓励她,难行能行,吃得苦中苦,方为人上人。

老奶奶坚持了,十天胃口就变好,睡眠就改善,一个月腿肿就消掉,半年丢掉药罐子,离开病床,几年后开始义务教导弟子太极,几十年后,名满天下,成为太极的武状元。

现在八十多岁了,还没有放弃教拳,医生说只能活几年,却多活了几十年,是太极创造了奇迹,是老奶奶的精神意志力给大家上演了一具顽病转健的奇迹。

所以说要转病,一是要有利他之心,二是要能长期坚持修炼。

老奶奶听师父讲，太极要得气必须站桩。就一句话，老奶奶六年坚持站桩，风雨不改。为了使站桩顺利进行，她自己走到杂物房里叫老伴把杂物房外面反锁，绝了出去分神的念头。一门深入，每天把自己定时锁在杂物房两小时，天天如此，天天都在充电。

我们这时代，诱惑太多了，谁有心一门深入，把自己锁起来练功。

疑难大病转不过来，百分百都是患者没下决心。

下决心决定成就，决定转。

不下决心，靠吃药运动获取的一些劳动胜利果实，很快就会被私心杂念窃取走。

这次蔡老师进山林里来教太极拳，山里的学长们有幸跟蔡老师朝夕习拳，大家非常欢喜，也非常精进。

蔡老师她师奶扎西老奶奶《感恩太极》这本书里面有老奶奶半路出家练拳的经历，四十多岁开始起步都不嫌晚。

不怕念起，只怕觉迟。

只要觉悟了，永远都不迟，不觉悟永远都太迟。

在书上提到，大家都很惊讶，为什么老奶奶大病还以年老之躯学太极，可以超越常人从小习练。

当然一方面是得遇明师，另一方面是初发心。

初心不退，方得始终。

扎西奶奶说，别人练拳，是为了学一个技术来养身，娱乐或消遣，甚至教几个朋友，而我练拳是为了救命。

大家看到没有，为了娱乐学点来舞文弄墨，炫耀炫耀，动力太小，走不了高远。真为救命救病而练，时刻处于生死关头，反而能因此置之死地而后生，投之亡地而后存；加上有发心立愿，以天下苍生为念，忘了自己，没有我执，就没有障碍，没有障碍进步神速。

任何一门技艺的成就都需要进入这大我无障碍的修行。

这样你的动力才够大。

所以许多人问，老师我这病怎么这么难治？

我们笑笑说，因为你这病太小了，还不够大；太轻了，还不够重。

在我们山里小病轻病不好治，大病重病好医，为何呢？

大病重病的人，已经没有心思去玩手机，闲谈是非。他只有一条路，即破釜沉舟，背水一战，不是活就是死，没有不活不死的，这时你还会跟你的那些不良习气客气吗？

像抽烟喝酒熬夜上网，闲谈是非，这些在普通人根本割不断的，可是在大病重病人身上说断就断。因为有这种果敢，说被迫也好，自家觉悟也罢，身体转变过来，就像翻掌那么快。

常人以治好小病小问题为荣，我们山林里如果不是大问题，难啃的骨头，非常惨痛的过来，你们千万别进山来，山里每个进来的人都有一段辛酸刻骨的故事。

因为刻骨铭心，所以格外珍惜。

因为惨痛教训，所以全力以赴。

因为无路可走，所以听话真干。

因为听话真干，所以屡创非凡。

163 治病症需治根源

问题1：老师你好，上次提到掉头发的问题，医院确诊为斑秃，请问怎样根治？

问题2：老师你好，请问对强直性脊柱炎有什么好的治疗办法吗？

问题3：老师，我有一个朋友，如今夏天气温高，他白天怕冷要穿4件衣服，而晚上睡觉又不觉得冷，请问我这个朋友得了什么病，如何调理？

答：关于这几个问题，病症虽不同，根源无二样。

不管是掉头发、强直性脊柱炎，还是怕冷怕热，亚健康，都得关注正确的生活方式。

要懂得过一种柔和舒缓的太极生活。太极生活有五点。

第一，心柔。

第二，气和。

第三，脉松。

第四，身通。

第五，境幻。

像山林班能不能普及，我们现在正在做。正逢蔡老师教完义工老师们八十五式的杨氏太极拳，结束之前，我们请蔡老师到龙山的半山亭这个非常开阔的地方，让蔡老师给我们留下一套太极拳的基本套路架子。

所谓一年练拳架，三年改拳架。

蔡老师说，她教的那些学员，有些是肿瘤癌症转病为健的，都是常年如一日地习练。

蔡老师帮她们三年改拳架，定拳架，身体疾患就改过来，健康就定下来。

这句话读透，身体很难生病，而且可以通过学前练功来端身正意，理顺气脉，令百病消除。

蒙卫老师讲，身体的气脉是跑道，气血就是跑车。当跑道堵塞后，跑车再好也跑不了。如果跑道通畅，拖拉机都比宝马快；跑道不通畅，奔驰都比不过自行车。

而练太极最直接的一个作用就是把我们十二经脉、任督二脉这跑道维修好，让这些跑道变得松通畅达。

所谓路通村致富，脉通身康复。

为何这个时代那么多好的营养，却有那么多不好身体的人？因为脉道没通，好营养都堵在那里发炎上火了。

当我们打车到一个桥边时，正赶上这个桥重修，汽车根本走不过，我们只好下车提着行李走过去。

只要你能通畅地走，徒步比小车还快。

然后正逢九月十号教师节，我们送蔡老师到揭阳机场。

蔡老师说，等她退休了，要过南方来教拳了。

她把孩子送到中医普及学堂学医，并且教太极，将来中医普及学堂把太极会列为每天定课。

像维修高速公路跑道一样，维修我们的脉管，此太极圆运动之功也。

送完蔡老师，刘晓伟老师高兴地说，要不我们一起到梅岗书院去义诊吧。

梅岗书院可不简单啊，这里出了好多进士，连阳明心学都在这里作为主要传播地。

书院跟弥勒古寺连成一体。弥勒古寺的耀莲师父非常发心，每逢周六晚上在书院跟寺院里都举行温馨晚宴，宴请当地老人和孩子在那里就餐吃素，同时看《德育故事》，已经有三四年了。

人多的时候三四百人，我们恰逢其会，刚好周六又逢到凯西法师定期讲经。

凯西法师说，古代读书人之所以成就，无他，勤于讲学，不间断耳。

凯西法师已经讲《了凡四训》《太上感应篇》不下十遍了。他自己给自己定十年讲学计划，不管谁来听，都努力地把学问讲好。

刘晓伟老师阴阳九针，已经得到余老师的真传。

有个眼红赤的老阿婆，刘老师几针下去，红赤就减少一半，气通无热肿。

有个慢性咽炎的患者，吃了几十剂汤药效果不理想，刘老师几招阴阳九针跟董氏奇穴结合。

患者高兴地说，比我吃一个月药还管用。

真是见效之快，莫速于针啊！

可针法也会有所不足，就是有些患者当场效果不错，不久又容易反复。一方面要多针几次，另一方面要修学养生，要从德育教化。

有药好的患者，也有教化好的患者，而教化好的患者是真好的患者。

我们随后到弥勒古寺一游，里面的座右铭非常鼓舞人心，到那里你不仅游它美景，更要吸取它的文化。

比如在饭堂里，贴着一张快乐健康长寿守则，有二十四条，可以一个节气讲一条，正好一年讲完。

这二十四条非常厉害，把养生做人的道理都讲进去了。

随后我们坐上火车，从潮州站到湛江站，从这粤东到粤西，横跨将近一千公里，坐了二十小时火车，这广东真是地大。

这一趟游学的地方是耕读幼儿园，为何会去那里？

因为我们也要从事中医幼儿普及，必须吸取最厉害的教孩子的学问。

这次有幸到湛江雷州这边的耕读幼儿园，是因为林桂英学长她的牵线，她来参加山林班，跟我们讲耕读幼儿园的不平凡之处。

怎么不平凡呢？因为它专收社会上那些正统教育丢弃不要的孩子，甚至有些会被称为是问题孩子。

招进来后，让人奇怪的是，孩子绝大多数都转变过来。我们这期山林班就看到有耕读幼儿园的孩子过来，很吃惊，三岁的孩子穿越十多公里的山路，没有表现出赖皮不走，再苦再累都坚持下去，如果不是真教化所至，断然出不了真吃苦的孩子。

观孩子就知道园长教学之功也。

对于普通孩子要送在那里去的，园长都先不收，他们都是先收问题最严重、最大的孩子。

按照一般幼儿园都是捡软柿子来捏，挑乖孩子听话的，但耕读幼儿园却找硬柴来劈。

大家回避的，园长就扛起来，此非凡之一也。

所以这次必须要身临其境，学习教孩子的学问。

164 除臭三招，开肺降胃通胱肠

问：老师好，请问狐臭有好的中药治疗方子吗？

答：口臭、狐臭或体臭，都是浊阴不降的产物，甚至咽炎、痤疮、胃炎、胆囊炎，都需要浊阴肃降。

浊阴要肃降，上需要开肺，中需要降胃，下需要利胱肠。

开肺的有苏叶、薄荷。

降胃的有生姜或竹茹，寒用生姜，热用竹茹。

通降胱肠的有保和丸、大山楂丸、龙胆泻肝丸。

所以普通的口臭、体臭，只需要苏叶、薄荷、生姜泡茶，送服保和丸、大山楂丸，开肺降胃利胱肠，上中下通降，对于普通孩子感冒食积，有良效。

大家别小看口臭、体臭，调不好，学习就会一团糟。

我们看好多孩子体味特别重。体味重的孩子，杂念妄想重，身体容易烦躁，所以读书要想入定，先要想方设法让自己血脉清净，少浊阴。

我们来到耕读幼儿园，非常吃惊这里的老师，园长安慈老师三四十岁上下，却见地超拔，在这里我们闻不到一个孩子身体有臭浊味。

究竟是怎么做到的呢？

安慈老师跟我们讲，在耕读幼儿园，没有什么零食给孩子吃，即便这次八月十五也是大家亲手做的月饼，而且每个孩子只分到两个，不饱食，不多食，不贪食。

为什么有条件让孩子多吃，安慈老师却给孩子踩刹车，节制呢？

老师讲，这是因为孩子福报浅，如果再让孩子肆意挥霍福报，马上病疾就接二连三找上门来。

要让孩子小时候多培福，而不是去享福。小时候吃太好，本来这些孩子就是社会遗弃或者孤儿，福报比较浅，如果再吃太好，就会长他们的阴命。

所以这里的孩子没发现有胖墩墩的，就像走地鸡一样，没有肥墩个子，却健步如飞。

像这样健康的生活方式，身体怎么会有狐臭、体臭、口臭呢？

这里的孩子三餐吃清淡的素食，居然干起活来虎虎生威，在课室上方贴着这样几幅座右铭。

回归山村衣食寒苦以养志气；

效仿圣贤耕读精勤成就浩然。

大家看浩然之气是怎么养出来的？

古人讲得好，耕读加上清苦的生活。

不理解的人以为清苦的生活是贫穷的无奈，理解的孩子会以为清苦的生活是智慧的需要，是高智慧人做的。

让我们惊讶的是孩子们的动手能力，我们问徐老师说，孩子多久训练成这样？

徐老师说，就一两个学期。

一个学期，三四岁的孩子都能自己吃饭；五六岁的孩子自己洗衣服；七八岁的孩子每天跟着老师们扫操场，洗碗筷，烧火做菜。

我们看到孩子们没有拖车高，结果却拉着拖车满地跑。

为何呢？

拿拖车去装扫落叶。

这里把勤劳看成是最高美德，把利他当成是第一品质。

我们再看课室上面的座右铭。

童蒙养正自幼读好圣贤书；

少年立志他日家国栋梁材。

在耕读幼儿园就干两件事，天底下最重要的两件事，这里的老师天天在干。

第一件就是读诵经典。

这件事很多地方很多人都会干，但不是每个人都能够干得很有趣味。

而这里老师们把趣味干出来。

园长安慈老师讲，学习要认真，生活要轻松。课室要严肃，生活要浪漫。

如何把严肃跟放松统一在一起呢？

孩子六点多就传来趣味吟诵的歌声，与其说他们在苦读经典，不如说他们在快乐地唱歌。

用吟诵的方式，大家读着都不觉累，听着都觉得有趣。

有个成语形容做事不知疲倦，叫乐此不疲。

你只要快乐了，你的力量都无穷无尽，之所以孩子读不进书，是因为没找到乐点。

所以谁都能读圣贤书，但不是每个人都能够快乐地读圣贤书。

第二件事是教孩子少年要立志。

人在年少时就要立好志，志高品高，志下品下。

人与人的差别就在这，人无志不立，匹夫一立志，便可参天地。

志气大可以转病气。

志气小为病气欺。

故曾公讲，唯志可以帅气。

在耕读幼儿园还有一个特色，就是甘老师时常唱着豪放的歌声，或大海或草园，非常疏肝解郁。

听到这个歌声，人很放松、快意，干起活来则力量源源不绝。

这让我们感受到音乐教化的厉害，在适当的时候播放适当的音乐，可以让人士气鼓舞，读书干活不知疲倦。

这里孩子的饭量是普通孩子的两倍，为何呢？

一是清斋淡饭通肠胃。

二是耕读幼儿园周围方圆数十里你找不到几间房子，全部都是平坦的田园。

我们在这里照相,惊讶自己是不是到了草原上了。这些田园一眼都望不到边,水泥路根本看不到,在这种气场底下,你心胸想不开阔都难。

有个孩子,在外面的学校都不要他,躁动到什么程度,在课室根本待不下,静不了。

可是一到耕读幼儿园,安慈老师说,耕读幼儿园的特点就是静悄悄三个字。

心静则神安。

神安做事无不成。

这孩子没多久在课室里就能够静下来了。

这是一根硬柴,硬柴难劈,但如果教化得好,便是他日栋梁。

今天这个狐臭口臭的话题,告诉我们要清修,梅花香自哪里来呢?苦寒来啊!

梅花欢喜漫天雪。

所以清斋淡饭,加上习劳出汗,就把口臭、狐臭治好了。

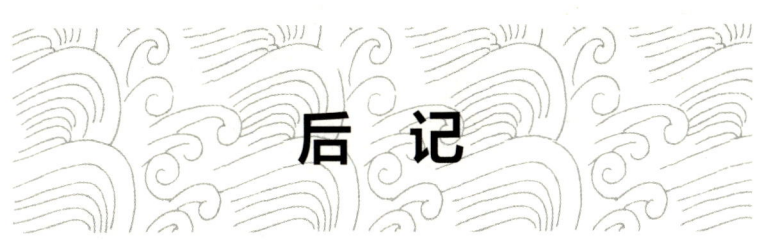

后　记

　　接触中医多年的朋友们,基本上都有这样的感触,那就是刚学时斗志昂扬,改变很大,但是渐渐又恢复原来面目,被习气欲望牵回去,无法摆脱。

　　无论是哪行哪业,在家出家,还是学生白领,病人老者,想要成为一个健康快乐的人,都要具备一种能力,那便是自律!

　　余师说,自律就是一个人的自我行为约束力,自我控制力。

　　曾师说,一个人胜在自律,败在纵欲。养生靠的就是自律,自律是疾病的杀手锏,是修身养性的基本功。

　　对于养生来说,自律首要的就是守住自己的精气神,管住自己的身口意,减少生命能量的消耗,增强内在的力量。

　　《黄帝内经》曰:

　　正气存内,邪不可干。

　　虚邪贼风,避之有时。

　　恬淡虚无,真气从之。

　　精神内守,病安从来。

　　独立守神,肌肉若一。

　　这些经句的实现,都是要通过一个人的自律能力来完成的。

　　你有多自律,就有多健康。

　　吃饭到快意时止,这是饮食有节。

早睡早起，生活规律，这是起居有常。

文武之道，一张一弛，这是不妄作劳。

自律就是对度的把握，该睡时睡，该吃时吃，该工作时工作，该放松时放松。

自律就像是车子的方向盘、油门，以及刹车板，把握好前进的方向，速度的快慢，到达的地点，这样就可以无往而不利，所做皆成。

你如果能够把自律融入到生活的方方面面里去修炼，通过《黄帝内经》这个"人体使用手册"的指导，把握养生的正确方向，该行时行，该止时止，那么这种自律就是"法于阴阳，和于术数。"

通过道指导神，通过神指导气，通过气指导精，这样就可以炼精化气，炼气化神，炼神还虚，炼虚合道，达到精充神满，天人合一，道法自然，德全不危的境界。

《中医10000个为什么·第七集》到这里就完结了，敬请大家期待中医普及学堂接下来更多精彩的中医普及读物。